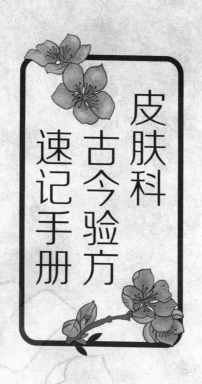

皮肤科古今验方速记手册

◎编著

中医古籍出版社

图书在版编目（CIP）数据

皮肤科古今验方速记手册/周扬，韩露编著.—北京：中医古籍出版社，2022.12
ISBN 978-7-5152-2571-5

Ⅰ.①皮… Ⅱ.①周… ②韩… Ⅲ.①皮肤病—验方—汇编 Ⅳ.① R289.57

中国版本图书馆 CIP 数据核字（2022）第 171971 号

皮肤科古今验方速记手册
周扬 韩露 编著

责任编辑	张 磊
文字编辑	车佳欣
封面设计	蔡 慧
出版发行	中医古籍出版社
社　　址	北京市东城区东直门内南小街 16 号（100700）
电　　话	010-64089446（总编室）010-64002949（发行部）
网　　址	www.zhongyiguji.com.cn
印　　刷	北京广达印刷有限公司
开　　本	787mm×1092mm　1/32
印　　张	5.625
字　　数	66 千字
版　　次	2022 年 12 月第 1 版　2022 年 12 月第 1 次印刷
书　　号	ISBN 978-7-5152-2571-5
定　　价	20.00 元

皮肤科古今验方速记手册

我是陈敏，躬耕于中医届业已五十多个年头。少时幸蒙恩师京城四大名医施今墨先生两位弟子中医脾胃科大家索延昌索老、中医妇科专家李德衔李老青眼，忝列首徒之位。几十年来，我谨记两位先师教诲，勤习古籍，扎根临床，而今我已年逾古稀，在妇科和脾胃病方面，也算有了些感悟，但对于中医皮肤科，我确也涉猎不深。

日前周扬同学将她与同门韩露同学共同主编的《皮肤科古今验方速记手册》交我勘阅，并邀请我为之作序。她俩将众多皮肤科大家的经验方按照学术流派进行整理，并自创了方歌数百首，方便记忆背诵，我细一读，颇觉合辙押韵，朗朗上口。对于初学者来说，倒是一本不错的工具书和口袋书。这两位同学是北京中医药大学的在校研究生，花费了很多心血去编写方歌。看到年轻一代的中医人如此勤奋努力、积极上进，我也非常欣慰。因此，尽管皮肤科非我所长，我也愿意尽我所能勉励后学。

近几年，中医药的发展迎来了新的历史机遇，越来越多的人开始学习中医，这样一本带有科普性质的工具书，能方便初学者们快速记忆方子组成，对于中医皮肤科的学生和入门者都很友好。世间万事，先入得其门，而后方可见其真。

我在此也衷心地希望这本《皮肤科古今验方速记手册》可以帮助到皮肤科的初学者们。希望你们传承精华，守正创新，继续为国家中医药事业的发展而奋斗。

陈 敏

2022 年 8 月

自序

初入中医皮科之门,我辈方知学习之不易。中医皮科虽上可溯及《周礼》,然较内科诸病之纲举目张、方药详悉、论理分明,有卷疏页残、篇章零立、淆法传讹之隙。重内科而轻外科,重外治而轻内治,如陈氏言,百万千症,局于数方,此沿弊也。及至明清,《正宗》《全生》《心得》三书,体系分明,论治详精,辨章阴阳,内外兼施,方药流传甚广,如神授阳和之属,至今临证犹备,后世立学亦多法此三宗。民国之时,群星闪熠,燕京海派,赵朱夏顾,代有才人,岭南、四川、龙江、湖湘亦各有建树,是以皮科日兴,门人日盛,学论渐博而师者益众。

我辈觉中医皮科方药学习有三难:一者,古之验方多散于诸书,难于探赜勒要;二者,近代皮科俊杰迭出,学宗林立,难于厘本溯源,探论沿革;

三者，皮科方药同中有异，异中有同，多有混杂，难于志诵。

是故我辈不才，稽寻典籍，参袭众书，摘验集教书之方，荟编歌诀，自创合辙，省同道诵学之力。尝焚膏以继晷，敢续貂于人前。方无创验，徒功编纂，歌多自出，亦有沿录。学识浅薄，或有所遗，谨乞诸贤之批补，竭诚鄙怀，引玉抛砖，唯望有裨于同仁。

周扬　韩露
2022年7月

目 录

燕京学派
YANJING XUEPAI

赵炳南经验方 // 002
朱仁康经验方 // 019
张志礼经验方 // 038
陈彤云经验方 // 047
张作舟经验方 // 049
房芝萱经验方 // 055
金起凤经验方 // 058

岭南学派
LINGNAN XUEPAI

禤国维经验方 // 064

海派 HAI PAI

顾氏经验方（顾筱岩、顾伯华） // 070

夏氏经验方（夏墨农、夏少农、夏涵） // 073

秦万章经验方 // 077

陆德铭经验方 // 081

湖湘学派 HUXIANG XUEPAI

欧阳恒经验方 // 084

徐宜厚经验方 // 089

龙江学派 LONGJIANG XUEPAI

王玉玺经验方 // 098

四川中医学派 SICHUANZHONGYI XUEPAI

文琢之经验方 // 104

牟玉书经验方 // 109

其他验方
QITA
YANFANG

其他验方　// 112

古籍方剂
GUJI
FANGJI

古籍方剂　// 130

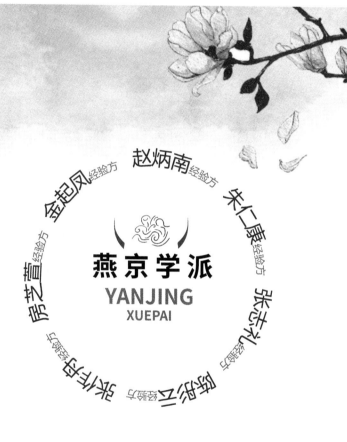

赵炳南 经验方

01 解毒清热汤 [1, 2]

组 成：蒲公英、野菊花、大青叶、紫花地丁、蚤休、天花粉、赤芍。

功 效：清热解毒，凉血消痈。

主 治：疔、疖、痈、急性丹毒等一切体表感染初起。

方 歌：解毒清热阳证轻，公英野菊紫地丁。
青叶蚤休花粉芍，疔疖痈毒皆能清。

02 解毒清营汤 [1, 2]

组 成：金银花、连翘、蒲公英、生地黄、白茅根、生玳瑁、牡丹皮、赤芍、川黄连、绿豆衣、茜草根、生栀子。

功 效：清营解毒，凉血护心。

主 治：疔、疖、痈肿等一切化脓性感染之毒热炽盛，气营两燔证。

方 歌：解毒清营双花翘，公地丹皮绿衣瑁。

茅茜根连栀赤芍，凉血护心用之妙。

03 解毒凉血汤 [1, 2]

组 成：犀角、生地黄炭、金银花炭、莲子心、白茅根、天花粉、紫花地丁、生栀仁、重楼、生甘草、川黄连、生石膏。

功 效：凉血解毒，清营护阴。

主 治：用于皮科、外科感染性疾病之毒热入营证。

方 歌：解毒凉血用犀角，莲心茅根生甘草。

金银生地炭入血，粉丁栀蚤连石膏。

04 解毒养阴汤 [1, 2]

组 成：西洋参、南北沙参、耳环石斛、黑玄参、佛手参、生黄芪、生地黄、紫丹参、金银花、蒲公英、天冬、麦冬、玉竹。

功 效：益气养阴，清热解毒。

主 治：用于皮科、外科感染性疾病之气阴已伤，毒热未尽证。

方 歌：解毒养阴用六参，佛手南北西玄丹。

二冬生地芪石斛，双花公英并玉竹。

05 消痈汤 [1, 2]

组 成：金银花、连翘、蒲公英、赤芍、天花粉、白芷、川贝母、陈皮、重楼、龙葵、鲜生地。

功 效：清热解毒,散瘀消肿,活血消痈。

主 治：蜂窝组织炎、痈症等一切深部感染之毒热壅络,气血阻隔证。

方 歌：消痈银翘蚤休英,地芍龙葵花粉行。
陈皮白芷并川贝,热毒瘀肿痛皆灵。

06 回阳软坚汤 [1]

组 成：肉桂、白芥子、炮姜、熟地黄、僵蚕、橘红、三棱、麻黄、莪术、全丝瓜。

功 效：回阳软坚,化痰散结。

主 治：阴疽。

方 歌：回阳软坚用肉桂,白芥炮姜熟地随。
僵蚕橘红三棱入,麻黄莪术丝瓜回。

07 荆防方 [1, 2]

组 成：荆芥穗、防风、僵蚕、金银花、牛蒡子、牡丹皮、紫背浮萍、生地黄、薄荷、黄芩、蝉蜕、生甘草。

功 效：疏风解表，清热止痒。

主 治：急性荨麻疹、血管神经性水肿。

方 歌：荆防薄荷与蝉衣，再加牛蒡蚕萍俱。
银花芩地丹皮草，风热急荨服之宜。

08 麻黄方[1, 2]

组 成：麻黄、杏仁、干姜皮、浮萍、白鲜皮、陈皮、牡丹皮、僵蚕、丹参。

功 效：散寒解表，和血止痒。

主 治：慢性荨麻疹之血虚寒湿证。

方 歌：血虚寒湿麻黄方，姜皮杏仁浮萍僵。
鲜皮陈皮丹参皮，老年慢性瘾疹康。

09 全虫方[1, 2]

组 成：全蝎、皂角刺、猪牙皂角、刺蒺藜、炒槐花、威灵仙、苦参、白鲜皮、黄柏。

功 效：息风止痒，除湿解毒。

主 治：慢性湿疹、神经性皮炎、结节性痒疹等慢性瘙痒性皮肤病。

方 歌：全虫皂角刺蒺藜，炒槐威灵白鲜皮。

苦参黄柏猪牙皂,顽湿风毒服之宜。

10 多皮饮 [1, 2]

组 成:地骨皮、五加皮、桑白皮、干姜皮、大腹皮、白鲜皮、牡丹皮、赤苓皮、冬瓜皮、扁豆皮、川槿皮。

功 效:健脾除湿,疏风和血。

主 治:亚急性、慢性荨麻疹。

方 歌:多皮有皮十一张,冬瓜扁豆大腹姜。
桑皮地骨茯苓槿,牡丹白鲜五加良。

11 除湿解毒汤 [1, 2]

组 成:白鲜皮、大豆黄卷、生薏苡仁、土茯苓、山栀子、牡丹皮、金银花、连翘、紫花地丁、木通、滑石、生甘草。

功 效:除湿利水,清热解毒。

主 治:急性女阴溃疡、急性接触性皮炎等皮肤科疾病之湿毒证。

方 歌:除湿解毒土茯苓,鲜皮薏米豆丁情。
木通滑石生甘草,丹栀银翘湿毒清。

12 健脾除湿汤 [1, 2]

组 成：生薏苡仁、生扁豆、山药、芡实、枳壳、萆薢、黄柏、白术、茯苓、大豆黄卷。

功 效：健脾除湿,利水清热。

主 治：慢性渗出性皮科疾病之脾虚湿盛证。

方 歌：健脾除湿薏米尝,慢性渗出此方良。
扁芡山药及萆薢,大豆苓术枳壳黄。

13 疏风除湿汤 [1, 2]

组 成：荆芥穗、防风、蝉蜕、生薏苡仁、生枳壳、生白术、生黄柏、车前子、车前草、菊花。

功 效：散风消肿,清热除湿。

主 治：颜面部过敏性疾病之风湿上犯证。

方 歌：疏风除湿荆防蜕,生米枳术黄柏备。
车前子草疗风肿,上下菊花防己对。

14 搜风除湿汤 [1]

组 成：全蝎、蜈蚣、海风藤、川槿皮、炒黄柏、炒白术、炒薏苡仁、枳壳、白鲜皮、威灵仙。

功 效：搜风通络,除湿止痒。

主 治：慢性湿疹、慢性顽固性神经性皮炎、皮肤瘙痒症日久、皮肤淀粉样变、结节性痒疹等慢性瘙痒性皮肤病。

方 歌：搜风除湿蜈蚣虫，威灵枳壳柏风藤。
白术薏米鲜槿皮，能去内外诸般风。

15 温经通络汤 [1]

组 成：鸡血藤、海风藤、全丝瓜、鬼见愁、鬼箭羽、路路通、桂枝、蕲艾、全当归、赤芍、白芍。

功 效：温经通络，活血止痛。

主 治：血栓闭塞性脉管炎初期、雷诺病初期，静脉曲张、关节痛。

方 歌：温经通络全丝瓜，鸡血海风二藤加。
箭羽见愁路路通，桂艾归赤白芍挟。

16 凉血五花汤 [1, 2]

组 成：红花、鸡冠花、凌霄花、玫瑰花、野菊花。

功 效：凉血活血，疏风解毒。

主 治：盘状红斑狼疮初期、玫瑰糠疹、多形性红斑（血风疮）等一切红斑性皮肤病初期之血热发斑、热毒阻络证，偏于上半身或全身散在分布者。

方 歌：凉血五花去红斑，发于上部或散现。
霄野鸡合红玫瑰，更加生槐六花煎。

17 凉血五根汤 [1, 2]

组 成：白茅根、瓜蒌根、茜草根、紫草根、板蓝根。

功 效：凉血活血，解毒化斑。

主 治：多形性红斑、丹毒初起、紫癜、结节性红斑等一切红斑类皮肤病初期之血热发斑、热毒阻络证，偏于下肢者。

方 歌：凉血五根偏于下，红斑结节与紫癜。
白蓝瓜与紫茜草，若加苦参六根煎。

18 活血散瘀汤 [1, 2]

组 成：苏木、赤芍、白芍、红花、桃仁、鬼箭羽、三棱、莪术、木香、陈皮。

功 效：活血行气，散瘀定痛。

主 治：浅层静脉炎、皮下瘀血及跌扑损伤等气隔血聚初期。

方 歌：活血散瘀苏木香，三棱莪术陈皮藏。
二芍桃红鬼箭羽，皮下瘀血胀痛方。

19 活血逐瘀汤 [1, 2]

组 成：丹参、乌药、僵蚕、三棱、莪术、白芥子、厚朴、橘红、土贝母、沉香。

功 效：活血逐瘀，化痰软坚。

主 治：腹部包块、乳房纤维瘤、体表小肿物或寒性囊肿、关节肿胀等气滞血凝的有形肿块。

方 歌：活血逐瘀棱莪丹，橘红白芥土贝蚕。
沉香乌药与厚朴，行气软坚内消瘀。

20 逐血破瘀汤 [1, 2]

组 成：水蛭、虻虫、地龙、䗪虫、黑丑、路路通、透骨草、水红花子、盘龙参、紫草。

功 效：破血逐瘀，通经活络。

主 治：深部栓塞性静脉炎、腹腔肿物。

方 歌：逐血破瘀用四虫，水红花子透骨通。
黑丑紫草盘龙参，逐血破瘀功效宏。

21 土槐饮[1]

组 成：土茯苓、生槐花、生甘草。
功 效：除湿凉血，清热解毒。
主 治：亚急性湿疹、慢性湿疹、植物日光性皮炎、脂溢性皮炎、银屑病等。
方 歌：土槐饮用生甘草，除湿清热解毒好。

22 祛湿健发汤[1, 2]

组 成：炒白术、泽泻、猪苓、萆薢、车前子、川芎、赤石脂、白鲜皮、桑葚、生地黄、熟地黄、首乌藤。
功 效：健脾祛湿，滋阴固肾，乌须健发。
主 治：脂溢性脱发。
方 歌：祛湿健发用四苓，萆薢车前白鲜芎。
　　　二地交藤桑葚脂，主治虚湿发落空。

23 苣胜子方[1]

组 成：苣胜子、黑芝麻、桑葚、川芎、菟丝子、首乌、酒当归、炒白术、木瓜、白芍、甘草。
功 效：养血补阴，乌须生发。

主 治：斑秃、脱发之阴虚血亏证。
方 歌：苣胜子方黑芝桑，川芎菟丝首乌当。
白芍白术木瓜草，养血补阴乌发长。

24 清眩止痛汤[1]

组 成：苍耳子、制香附、钩藤、川芎、桂枝、菊花、生甘草。
功 效：调气和营，消风止痛。
主 治：用于外科、皮科某些严重疾患而引起的头痛、眩晕等。
方 歌：清眩止痛苍耳子，香附钩藤芎桂枝。
再加菊花生甘草，消风调气头痛止。

25 除湿丸[1, 2]

组 成：威灵仙、猪苓、栀仁、黄芩、黄连、连翘、当归尾、泽泻、紫草、茜草、赤苓皮、白鲜皮、粉丹皮、生地黄。
功 效：清热凉血，除湿利水，祛风止痒。
主 治：急性湿疹、银屑病、单纯糠疹、多形红斑等血热湿胜证。
方 歌：除湿丸用威灵仙，芩连栀翘泻紫茜。

二苓地丹归鲜皮，凉血除湿妙难言。

26 抗毒丸（片）[1]

组　成：金银花、连翘、地丁、天花粉、生地黄、苦桔梗、大青叶、龙胆草、板蓝根、蒲公英、没药、黄连、梅片、牛黄、朱砂、寒水石、青黛。

功　效：清热解毒，凉血止痛。

主　治：痈、疖、疔等体表化脓性感染。

方　歌：抗毒银地牛黄翘，粉青黛寒地丁草。
　　　　龙胆蓝根英朱砂，黄连梅片桔没药。

27 痦瘟丸[1]

组　成：防风、大黄、玄明粉、荆芥穗、麻黄、赤芍、焦栀子、连翘、粉草、苦桔梗、滑石块、川芎、当归尾、生石膏、薄荷、黄芩、白术、苦参、苍耳子。

功　效：清热除湿，散风止痒，涤清肠胃。

主　治：急性荨麻疹、皮肤瘙痒症等偏于胃肠湿热证者。

方　歌：痦瘟大黄玄明防，荆穗赤芍栀麻黄。

粉草芩术苍薄苦，翘桔芎膏滑石当。

28 润肤丸 [1, 2]

组 成：桃仁、红花、熟地黄、独活、防风、防己、牡丹皮、川芎、全当归、羌活、生地黄、白鲜皮。

功 效：活血润肤，散风止痒。

主 治：银屑病、皮肤淀粉样变、毛发红糠疹、脂溢性湿疹、皲裂性湿疹等属血虚风燥证者。

方 歌：润肤丸用羌独防，桃红四物除去芍。
防己地黄丹鲜皮，活血润肤散痒疾。

29 白疕丸 [1]

组 成：苍术、白附子、桂枝、当归、秦艽、草乌、追地风、千年健、威灵仙、川芎、钩藤、菟丝子、川牛膝、何首乌、川乌、知母、栀子、红花、白花蛇舌草、苦参、刺蒺藜、防风、小胡麻、苍耳子、黄柏、桃仁、紫草、全虫、牡丹皮、荆芥、白鲜皮。

功 效：祛风攻毒，除湿止痒。

主 治：银屑病、神经性皮炎、慢性湿疹。

方 歌：秦秦艽皇黄柏靖荆芥三川川牛膝、川芎、川乌，千
年千年健显白鲜皮宏红花威威灵仙。

胡小胡麻人桃仁离刺蒺藜父白附子母知母，吴草乌、
何首乌钩钩藤逐苍术土菟丝子归当归。

嗟尔苍耳子蛇白花蛇舌草虫全虫苦苦参，值桂枝担
牡丹皮晚风防风、追地风吹。

百草紫草同征志栀子，不破誓不回。

30 五灵脂丸[1]

组 成：五灵脂。
功 效：活血破瘀，软坚化滞。
主 治：瘢痕疙瘩。

31 斩痒丹[1]

组 成：人参、白蒺藜、苦参、僵蚕、石南枝、没
药、乳香、红花、玳瑁、甘草。
功 效：益气活血，除湿止痒。
主 治：皮肤瘙痒症、慢性湿疹。
方 歌：斩痒人参白蒺藜，苦参僵蚕石南枝。
乳没红花玳瑁草，益气活血又除湿。

32 灭毒丹 [1]

组 成：白花蛇、金头蜈蚣、全虫、露蜂房、龟甲、雄黄、飞黄丹、辰砂、槐花米、雨前细茶、麝香、孩儿茶。

功 效：散风止痒，清血解毒。

主 治：寻常狼疮、慢性湿疹、慢性溃疡。

方 歌：灭毒全虫雄槐花，蜈蚣白花蛇辰砂。
蜂房黄丹与龟甲，麝香细茶孩儿茶。

33 白术膏 [1]

组 成：白术。

功 效：健脾祛湿。

主 治：慢性湿疹、下肢慢性溃疡、手足汗疱疹。

34 苍术膏 [1]

组 成：苍术。

功 效：健脾燥湿和中。

主 治：慢性湿疹、下肢慢性溃疡、手足汗疱疹。

35 蓼花膏[1]

组 成：鲜白蓼花纯花。
功 效：祛风活血，退白斑。
主 治：白癜风、女阴白斑。

36 败酱草膏[1]

组 成：鲜败酱草。
功 效：解毒清热，除湿消肿。
主 治：毛囊炎、疖等化脓性皮肤病。

37 黄芪膏[1]

组 成：黄芪。
功 效：补中益气，托里生肌。
主 治：面疮久不愈合、阴疮脓毒未尽、下肢顽固性溃疡、鱼鳞癣。

参考文献

[1] 北京中医医院. 赵炳南临床经验集[M]. 北京：人民卫生出版社，2006.

[2] 周冬梅，张苍，李伯华. 赵炳南验方十一讲[M]. 北京：北京科学技术出版社，2016.

朱仁康 经验方

01 利湿清热方（湿疹一号）[1]

组 成：生地黄、黄芩、赤苓、泽泻、车前子、木通、六一散（滑石、甘草）。

功 效：利湿清热。

主 治：急性湿疹、下肢丹毒、带状疱疹等属湿热证者。

方 歌：利湿清热芩生地，赤苓泽泻与六一。
车前木通利小便，急性湿疹服之宜。

02 健脾除湿汤（湿疹二号）[1]

组 成：苍术、炒白术、厚朴、陈皮、茯苓、猪苓、泽泻、六一散、桂枝。

功 效：健脾理湿。

主 治：泛发性湿疹、带状疱疹（水疱型）、天疱疮等脾湿型。

方 歌：健脾除湿苍白术，猪苓茯苓渗湿除。
厚朴陈皮六一散，桂枝泽泻脾运舒。

03 滋阴除湿汤(湿疹三号)[1]

组 成:生地黄、玄参、当归、丹参、茯苓、泽泻、白鲜皮、蛇床子。
功 效:滋阴养血,除湿止痒。
主 治:亚急性湿疹、慢性阴囊湿疹、天疱疮等日久之阴虚湿热证。
方 歌:滋阴除湿生地玄,当归丹参与白鲜。
茯苓泽泻蛇床子,伤阴耗血服之痊。

04 芳香化湿汤(湿疹四号)[1]

组 成:藿香、佩兰、苍术、陈皮、茯苓、泽泻、白鲜皮、地肤子。
功 效:芳香化浊,健脾理湿。
主 治:亚急性湿疹、钱币形湿疹、慢性湿疹等属脾胃不和、湿浊内生者。
方 歌:芳香化湿藿香茯,佩兰苍术与地肤。
陈皮泽泻白鲜皮,健脾理湿化浊除。

05 小儿化湿汤[1]

组 成:苍术、陈皮、茯苓、泽泻、炒麦芽、六一散。

功 效：健脾化湿。
主 治：婴幼儿湿疹伴脾胃不和者。
方 歌：小儿化湿苍麦芽，陈泽茯苓六一佳。

06 凉血消风散（消风一号方）[1]

组 成：生地黄、当归、荆芥、蝉衣、苦参、白蒺藜、知母、生石膏、生甘草。
功 效：凉血清热，消风止痒。
主 治：脂溢性皮炎、人工荨麻疹、玫瑰糠疹等属血热生风者。
方 歌：凉血消风生甘草，荆芥蝉衣生石膏。
　　　　生地当归白蒺藜，苦参知母风热消。

07 养血消风散（消风二号）[1]

组 成：熟地黄、当归、荆芥、白蒺藜、苍术、苦参、麻仁、甘草。
功 效：养血润燥，消风止痒。
主 治：脂溢性皮炎、皮肤瘙痒症等属血虚风燥者。
方 歌：养血消风用麻仁，熟地当归荆苦参。
　　　　白蒺苍术同甘草，血虚风燥痒无痕。

08 消风清热饮(风疹一号)[1]

组 成:荆芥、防风、浮萍、蝉衣、当归、赤芍、大青叶、黄芩。

功 效:消风清热。

主 治:急性荨麻疹风热证。

方 歌:消风清热用荆防,浮萍蝉衣赤芍当。
再加黄芩大青叶,急性荨麻消散方。

09 祛风胜湿汤(风疹二号)[1]

组 成:荆芥、防风、羌活、蝉衣、茯苓皮、陈皮、金银花、甘草。

功 效:祛风胜湿,清热和中。

主 治:丘疹性荨麻疹、皮肤瘙痒症等属风湿热证者。

方 歌:祛风胜湿茯苓皮,荆防羌活与蝉衣。
陈皮银花同甘草,风湿与热一并驱。

10 固卫御风汤(风疹三号)[1]

组 成:炙黄芪、防风、炒白术、桂枝、赤芍、白芍、生姜、大枣。

功 效：调营固卫，解表散寒。
主 治：冷激性荨麻疹。
方 歌：固卫御风黄芪姜，术赤白芍枣桂防。

11 健脾祛风汤（风疹四号）[1]

组 成：苍术、陈皮、茯苓、泽泻、荆芥、防风、羌活、木香、乌药、生姜、大枣。
功 效：健脾理气，祛风散寒。
主 治：肠胃型荨麻疹。
方 歌：健脾祛风用茯苓，苍术陈皮泽泻荆。
　　　　防风羌活木香与，乌药生姜大枣行。

12 活血祛风汤 [1]

组 成：当归尾、赤芍、桃仁、红花、荆芥、蝉蜕、白蒺藜、甘草。
功 效：活血祛瘀，和营消风。
主 治：慢性荨麻疹、皮肤瘙痒症等日久不愈、瘙痒不止者。
方 歌：活血祛风用赤芍，红花归尾荆芥桃。
　　　　蝉衣甘草白蒺藜，血行风灭痒自消。

13 止痒熄风方[1]

组 成：生地黄、玄参、当归、丹参、白蒺藜、煅龙骨、煅牡蛎、炙甘草。

功 效：养血润燥，熄风止痒。

主 治：皮肤瘙痒症、阴囊瘙痒症、女阴瘙痒症等属血虚阴伤者。

方 歌：止痒熄风用生地，玄参丹参白蒺藜。
　　　　龙牡甘草当归合，血虚阴伤瘙痒宜。

14 养血熄风方[1]

组 成：黄芪、当归、白芍、川芎、红花、玄参、荆芥、白蒺藜、甘草。

功 效：养血润燥，消风止痒。

主 治：老年性皮肤瘙痒症等属血虚失养者。

方 歌：养血熄风用黄芪，当归红花荆白蒺。
　　　　川芎白芍玄甘草，老年瘙痒最相宜。

15 乌蛇驱风汤[1]

组 成：乌蛇、蝉蜕、荆芥、防风、羌活、白芷、黄连、黄芩、金银花、连翘、甘草。

功 效：搜风清热，败毒止痒。
主 治：慢性荨麻疹、皮肤瘙痒症、泛发性神经性皮炎、扁平苔藓、结节性痒疹等日久风毒入络者。
方 歌：乌蛇驱风羌衣翘，荆防芩连银芷草。

16 皮炎汤[1]

组 成：生地黄、牡丹皮、赤芍、知母、生石膏、金银花、连翘、竹叶、生甘草。
功 效：清营凉血，泄热化毒。
主 治：药物性皮炎、接触性皮炎（包括漆性皮炎）、植物日光性皮炎等毒热入营者。
方 歌：皮炎汤中用赤芍，银翘丹皮生石膏。
生地知母草竹叶，清营凉血疗效好。

17 增液解毒汤[1]

组 成：生地黄、玄参、麦冬、石斛、沙参、丹参、赤芍、天花粉、金银花、连翘、炙鳖甲、炙龟甲、生甘草。
功 效：养阴增液，清热解毒。
主 治：剥脱性皮炎、红皮症等属热毒伤营者。

方　歌：增液解毒鳖龟甲，增液赤芍草银花。
　　　　翘粉石斛沙丹参，剥脱皮炎效果佳。

18 消炎方[1]

组　成：黄连、黄芩、牡丹皮、赤芍、蚤休、金银花、连翘、生甘草。

功　效：清热解毒消肿。

主　治：疖肿、毛囊炎、脓疱病、丹毒、脚气感染等一切火毒诸证。

方　歌：消炎银翘蚤甘草，芩连丹皮与赤芍。

19 凉血清肺饮[1]

组　成：生地黄、牡丹皮、赤芍、黄芩、知母、生石膏、桑白皮、枇杷叶、生甘草。

功　效：宣肺清热，凉血解毒。

主　治：痤疮、酒皶鼻等属肺胃积热者。

方　歌：凉血清肺丹皮草，生地黄芩并赤芍。
　　　　桑白枇杷清肺热，再加知母与石膏。

20 白疕一号方[1]

组 成：生地黄、生槐花、山豆根、白鲜皮、草河车、大青叶、紫草、黄药子。

功 效：凉血清热,解毒治疮。

主 治：银屑病进行期之血热风燥证。

方 歌：白疕一号草河车,生地槐花豆根和。
白鲜皮与黄药子,青叶紫草疗血热。

21 白疕二号方[1]

组 成：土茯苓、忍冬藤、生甘草、板蓝根、威灵仙、山豆根、草河车、白鲜皮。

功 效：清热解毒,祛风除湿。

主 治：银屑病早期。

方 歌：白疕二号威灵仙,土茯忍冬草白鲜。
河车山豆板蓝根,清热解毒风湿宣。

22 去疣二号方(马齿苋合剂二方)[1]

组 成：马齿苋、蜂房、薏苡仁、紫草。

功 效：解毒去疣。

主 治：扁平疣、寻常疣、传染性软疣。

方　歌：去疣二号马齿苋，蜂房苡仁紫草添。
　　　　三号不用蜂房薏，败酱青叶同作煎。

23 去疣三号方（马齿苋合剂三方）[1]

组　成：马齿苋、败酱草、紫草、大青叶。
功　效：清解疣毒。
主　治：扁平疣、传染性软疣。
方　歌：去疣二号马齿苋，蜂房苡仁紫草添。
　　　　三号不用蜂房薏，败酱青叶同作煎。

24 去疣四号方[1]

组　成：当归尾、赤芍、白芍、桃仁、红花、熟地黄、牛膝、赤小豆、穿山甲片。
功　效：活血去疣。
主　治：多发性寻常疣，跖疣。
方　歌：去疣四号归尾桃，红花牛膝赤白芍。
　　　　熟地山甲赤小豆，再加黄酒去疣妙。

25 皮癣汤[1]

组　成：生地黄、当归、赤芍、黄芩、苦参、苍耳子、白鲜皮、地肤子、生甘草。
- **功 效**：凉血润燥，祛风止痒。
- **主 治**：泛发性神经性皮炎、皮肤瘙痒症、丘疹性湿疹等属血热风燥者。
- **方 歌**：皮癣鲜皮生甘草，生地当归芩赤芍。
  苦参地肤苍耳子，凉血祛风又润燥。

26 风癣汤[1]

- **组 成**：生地黄、玄参、丹参、当归、白芍、茜草、红花、黄芩、苦参、苍耳子、白鲜皮、地肤子、生甘草。
- **功 效**：养血和营，消风止痒。
- **主 治**：泛发性神经性皮炎、皮肤瘙痒症等属血虚风燥者。
- **方 歌**：风癣生地归玄鲜，丹参苦参白芍茜。
  黄芩红花生甘草，苍耳地肤瘙痒痊。

27 通络活血汤[1]

- **组 成**：当归尾、赤芍、桃仁、红花、香附、青皮、王不留行、茜草、泽兰、牛膝。
- **功 效**：活血祛瘀，通经活络。

主 治：结节性红斑、硬结性红斑、下肢结节病等属气滞血瘀者。

方 歌：通络活血用桃红，赤芍归尾香附从。
青皮茜草泽兰膝，王不留行活血通。

28 清暑解毒饮[1]

组 成：青蒿、厚朴、黄连、牡丹皮、赤芍、金银花、连翘、绿豆衣、生甘草。

功 效：清暑邪，解热毒。

主 治：小儿头面痱毒、热疖。

方 歌：清暑解毒连青蒿，厚朴丹皮与赤芍。
清暑解毒疗热疖，豆衣甘草加银翘。

29 凉血除湿汤[1]

组 成：生地黄、牡丹皮、赤芍、忍冬藤、苦参、白鲜皮、地肤子、豨莶草、海桐皮、六一散、二妙丸（黄柏、苍术）。

功 效：凉血清热，除湿止痒。

主 治：丘疹性湿疹。

方 歌：凉血除湿生地丹，赤芍忍冬苦白鲜。
六一二妙海桐皮，止痒地肤与豨莶。

30 温肾健脾方[1]

组 成：吴茱萸、蛇床子、补骨脂、仙茅、益智仁、苍术、茯苓、小茴香。
功 效：温肾助阳,健脾理湿。
主 治：慢性阴囊湿疹等证属肾阳不足、脾湿内生者。
方 歌：温肾健脾吴茱萸,仙茅益智蛇床俱。
苍术茯苓补骨脂,茴香肾囊风可愈。

31 活血疏风汤[1]

组 成：当归、丹参、赤芍、红花、荆芥、威灵仙、白蒺藜、苦参。
功 效：活血疏风,除湿止痒。
主 治：阴囊湿疹,皮损黯黑,瘙痒略见出水者。
方 歌：活血疏风威赤红,当归丹参苦白荆。

32 祛风燥湿汤[1]

组 成：乌梢蛇、独活、白芷、藁本、黄柏、白鲜皮、金银花、甘草。
功 效：祛风止痒,燥湿清热。

主 治：阴囊湿疹、阴囊神经性皮炎之风重于湿者。
方 歌：祛风燥湿用乌蛇，白芷藁本鲜独活。
　　　　黄柏银花同甘草，风重于湿功效卓。

33 疏风清热饮[1]

组 成：荆芥、防风、牛蒡子、白蒺藜、蝉衣、生地黄、丹参、赤芍、炒山栀、黄芩、金银花、连翘、生甘草。
功 效：疏风清热。
主 治：风热型荨麻疹。
方 歌：疏风清热用荆防，白蒺蝉衣与牛蒡。
　　　　生地丹参赤芍芩，山栀银翘甘草荡。

34 乌蛇搜风汤[1]

组 成：乌梢蛇、羌活、独活、防风、炙僵蚕、生地黄、牡丹皮、丹参、赤芍、黄芩、金银花。
功 效：搜风祛邪，凉血清热。
主 治：慢性荨麻疹缠绵不愈者。
方 歌：乌蛇搜风防地蚕，羌独银芩赤二丹。

35 搜风流气饮[1]

组 成：荆芥、防风、菊花、僵蚕、白芷、当归、川芎、赤芍、乌药、陈皮。

功 效：疏风达邪，和营理气。

主 治：血管神经性水肿、肠胃型荨麻疹属风热内阻者。

方 歌：搜风流气用乌药，菊花僵蚕白芷邀。
防风荆芥加陈皮，当归川芎与赤芍。

36 潜阳熄风方[1]

组 成：生地黄、熟地黄、当归、何首乌、紫贝齿、磁石、生龙骨、生牡蛎、代赭石、珍珠母、白芍。

功 效：潜阳熄风，养血和营。

主 治：泛发性神经性皮炎、慢性荨麻疹之风燥日久，伤阴耗血，阴虚风动者。

方 歌：潜阳熄风生熟地，当归首乌与磁石。
龙牡代赭加紫贝，珠母白芍瘙痒止。

37 地丁饮[1]

组 成：紫花地丁、野菊花、金银花、连翘、黑山栀、半枝莲、蒲公英、草河车、生甘草。

功 效：清热解毒，消肿止痛。

主 治：疔疮。

方 歌：地丁饮中野菊花，银翘山栀公英挟。
草河车与半枝莲，甘草解毒肿消佳。

38 除湿丸[1]

组 成：干地黄、玄参、丹参、当归、茯苓、泽泻、白鲜皮、蛇床子、地肤子。

功 效：滋阴养血，除湿止痒。

主 治：亚急性湿疹、慢性阴囊湿疹。

方 歌：除湿丸中用生地，玄参丹参白鲜皮。
当归茯苓蛇床子，泽泻地肤养血宜。

39 宁荨丸（一号）[1]

组 成：生地黄、当归、荆芥、蝉蜕、苦参、白蒺藜、知母、生石膏、紫草、桃仁、生甘草。

功 效：凉血活血，消风止痒。

主 治：急慢性荨麻疹、玫瑰糠疹、脂溢性皮炎等。
方 歌：宁荨丸用生甘草,荆芥蝉衣生石膏。
生地当归有蒺藜,苦参知母桃紫草。

40 宁荨丸(二号)[1]

组 成：生黄芪、防风、炒白术、桂枝、白芍、生姜、甘草、大枣。
功 效：固卫御风。
主 治：慢性荨麻疹遇风冷即起者。
方 歌：黄甘姜,白术白芍枣桂防。

41 土茯苓丸[1]

组 成：土茯苓、白鲜皮、山豆根、草河车、黄药子、夏枯草。
功 效：清热解毒。
主 治：银屑病进行期。
方 歌：土茯苓丸白鲜皮,豆根河车黄药宜。
清热解毒夏枯草,能治银屑进行期。

42 山白草丸[1]

组 成：山豆根、白鲜皮、草河车、夏枯草、鱼腥草、炒三棱、炒莪术、王不留行、大青叶。
- 功 效：清热解毒，散风软坚。
- 主 治：银屑病静止期，皮损较厚者。
- 方 歌：山白草丸用夏枯，鱼腥三棱与莪术。
  王不留行大青叶，散风软坚解热毒。

43 止痒丸 [1]

- 组 成：生地黄、玄参、当归、红花、茜草、白芍、苦参、苍耳子、白蒺藜。
- 功 效：润肤止痒。
- 主 治：皮肤瘙痒症、神经性皮炎、脂溢性皮炎。
- 方 歌：止痒丸中生地玄，当归红花白芍茜。
  苦参苍耳白蒺藜，润肤止痒病可痊。

44 生发一号丸 [1]

- 组 成：生地黄、熟地黄、当归、白芍、女贞子、菟丝子、羌活、木瓜。
- 功 效：养血消风。
- 主 治：脂溢性脱发。
- 方 歌：生发一号治脂脱，女贞菟丝与羌活。
  四物汤中去川芎，生地木瓜止痒和。

45 生发二号丸 [1]

组 成：干地黄、山药、枸杞子、女贞子、桑葚子、神曲、蚕砂。
功 效：滋肝益肾，凉血消风。
主 治：斑秃。
方 歌：生发二号枸杞贞，干地山药曲桑葚。
蚕砂祛风又燥湿，方治斑秃补肝肾。

46 乌发丸 [1]

组 成：当归、黑芝麻、女贞子、旱莲草、桑葚子、侧柏叶。
功 效：凉血清热，滋肝益肾。
主 治：青少年白发。
方 歌：乌发黑芝麻，当归女贞侠。
旱莲桑椹子，侧柏血热佳。

参考文献

[1] 中国中医研究院广安门医院．朱仁康临床经验集：皮肤外科[M]．北京：人民卫生出版社，2005．

张志礼 经验方

01 止痒合剂 [1, 2]

组 成：防风、当归、首乌藤、苦参、白鲜皮、刺蒺藜。

功 效：养血活血，祛风止痒。

主 治：瘙痒性皮肤病如慢性荨麻疹、慢性湿疹、皮肤瘙痒症等。

方 歌：止痒养血并散风，血虚风燥瘙痒总。
交藤当归刺蒺藜，鲜皮苦参与防风。

02 凉血活血汤 [1]

组 成：生槐花、紫草根、赤芍、白茅根、生地黄、丹参、鸡血藤。

功 效：清热凉血，活血消斑。

主 治：银屑病血热证、急性过敏性紫癜、过敏性皮炎、多形性红斑。

方 歌：凉血活血槐紫草，茅根生地丹藤芍。
清热凉血兼活血，白疕紫癜血热消。

03 清热除湿汤[1]

组 成：龙胆草、白茅根、生地黄、大青叶、车前草、生石膏、黄芩、六一散。

功 效：清热除湿,凉血解毒。

主 治：湿热内蕴、热盛于湿所致的急性皮肤病。

方 歌：清热除湿龙地茅,六一车芩青石膏。

04 银乐丸[1]

组 成：当归、丹参、鸡血藤、首乌藤、牡丹皮、大青叶、赤芍、白芍、三棱、莪术、白花蛇舌草、土茯苓、蜂房、白鲜皮、苦参。

功 效：解毒润肤,活血化瘀。

主 治：银屑病以及其他角化肥厚型皮肤病。

方 歌：银乐乌鸡当青蜂,蛇皮苦参土茯苓。
二丹二芍莪三棱,活血润肤银屑清。

05 紫蓝方[1]

组 成：紫草、板蓝根、马齿苋、生薏米、丹参、红花、赤芍、大青叶、木贼、香附、穿山甲、灵磁石、生龙骨、生牡蛎。

功　效：解毒祛疣。
主　治：扁平疣、寻常疣等。
方　歌：紫蓝祛疣用山甲，马齿丹参与红花。
　　　　赤芍青叶木贼附，磁石龙牡薏米加。

06 加减排脓汤[3]

组　成：当归、黄芪、防风、羌活、泽泻、白芷、赤茯苓、法半夏、浙贝母、金银花、草河车、白花蛇舌草、皂刺、甲珠、川芎、金头蜈蚣。
功　效：清热利湿散结。
主　治：硬结性毛囊炎。
方　歌：加减排脓散结良，归芪银芷皂泽羌。
　　　　赤苓浙贝甲珠夏，河车蛇草芎蚣防。

07 泻火解毒汤[3]

组　成：大青叶、板蓝根、龙胆草、栀子、生地黄、贯众、蒲公英、紫草、赤芍、郁金、延胡索、甘草。
功　效：泻火解毒，除湿止痛。
主　治：湿毒火盛型带状疱疹。

方 歌：泻火解毒青龙胆，紫草生地公英延。
　　　栀子赤芍加贯众，郁金甘草同板蓝。

08 清肤合剂[3]

组 成：龙胆草、生地黄、大青叶、车前草、生石膏、黄芩、六一散、板蓝根、牡丹皮、马齿苋。

功 效：解毒。

主 治：湿热内蕴证，热重于湿所致急性皮肤病。

方 歌：清肤龙胆地丹皮，青叶车前芩六一。
　　　石膏蓝根马齿苋，热重于湿最相宜。

09 土蓝方[3]

组 成：土茯苓、板蓝根、大青叶、薏苡仁、桃仁、红花、丹参、赤芍、鸡血藤、莪术、重楼、白花蛇舌草。

功 效：清热解毒，活血化瘀。

主 治：银屑病。

方 歌：土蓝方中薏米尝，青叶桃红丹参良。
　　　赤芍莪术鸡血藤，重楼舌草解毒强。

10 健脾润肤汤 [2, 3]

组 成：党参、茯苓、苍术、白术、当归、生地黄、丹参、鸡血藤、赤芍、白芍、陈皮。

功 效：健脾燥湿，养血润肤。

主 治：慢性湿疹等慢性角化肥厚性皮肤病。

方 歌：健脾润肤八珍身，除去芎草加丹参。
鸡血赤芍苍术陈，慢厚角化功效神。

11 八生汤 [2, 3]

组 成：生白术、生枳壳、生薏米、生芡实、生地黄、生栀子、生黄柏、生扁豆、白鲜皮、桑白皮、冬瓜皮、地骨皮、苦参、车前子、泽泻、地肤子。

功 效：健脾除湿清热。

主 治：慢性湿疹、脂溢性皮炎、汗疱疹。

方 歌：八生枳芡柏栀术，生地薏扁湿热除。
四皮桑白鲜瓜骨，苦泻车前与地肤。

12 小儿健肤糖浆 [3]

组 成：金银花、栀子、白鲜皮、淡竹叶、灯心草、焦麦芽、地骨皮、绿豆皮。
功 效：清热除湿，健脾消食。
主 治：小儿湿疹、丘疹性荨麻疹。
方 歌：小儿健肤白金银，栀竹麦豆骨灯心。

13 狼疮 1 号 [3]

组 成：生玳瑁（或羚羊角粉）、生地炭、银花炭、板蓝根、白茅根、天花粉、牡丹皮、赤芍、玄参、石斛、重楼、白花蛇舌草。
功 效：清热解毒，凉血护阴。
主 治：系统性红斑狼疮、皮肌炎等结缔组织病急性期，毒热炽盛、气血两燔者。
方 歌：狼疮一号生玳瑁，生地银花作炭炒。
茅根蓝粉丹赤芍，玄参重楼斛舌草。

14 狼疮 2 号 [3]

组 成：南沙参、北沙参、石斛、党参、黄芪、黄精、玉竹、丹参、鸡血藤、川连、秦艽、重楼、白花蛇舌草。
功 效：益气养阴，活血通络。
主 治：系统性红斑狼疮、皮肌炎等结缔组织病亚急性期及慢性期气阴两伤、瘀血阻络者。

方 歌：狼疮二号石斛芪，南北党参丹参齐。
黄精玉竹鸡血藤，连楼秦艽舌草宜。

15 狼疮3号[3]

组 成：黄芪、太子参、白术、茯苓、女贞子、菟丝子、枸杞子、车前子、仙灵脾、丹参、鸡血藤、秦艽、重楼、白花蛇舌草。

功 效：健脾益肾，活血通络。

主 治：系统性红斑狼疮、皮肌炎等结缔组织病病程日久，脾肾两虚、气滞血瘀者。

方 歌：狼疮三号芪术先，贞菟车杞四子全。
太子丹参脾秦艽，鸡藤苓楼舌草添。

16 狼疮4号[3]

组 成：黄芪、党参、白术、茯苓、柴胡、厚朴、丹参、鸡血藤、首乌藤、益母草、钩藤、重楼、白花蛇舌草。

功 效：疏肝健脾，活血通络。

主 治：系统性红斑狼疮、皮肌炎等结缔组织病脾虚肝郁者。

方 歌：狼疮四号柴朴苓，鸡血首乌钩藤行。
　　　　芪术党参益母草，重楼舌草丹参灵。

17 石蓝草合剂[4]

组 成：生石膏、板蓝根、龙胆草、黄芩、生地黄、车前草、马齿苋、牡丹皮、赤芍、六一散等。

功 效：清热凉血，解毒除湿。

主 治：急性湿疹、过敏性皮炎、药疹、带状疱疹、疱疹样皮炎、丹毒、玫瑰糠疹等证属湿热内蕴、热盛于湿者。

方 歌：石蓝草中用生地，龙胆黄芩同六一。
　　　　车前龙与马齿苋，再加赤芍共丹皮。

18 健脾益肾合剂（狼疮合剂）[4]

组 成：黄芪、太子参、女贞子、菟丝子、鸡血藤、茯苓、仙灵脾、白术、秦艽、草河车、白花蛇舌草等。

功 效：益气温阳，补肾健脾，凉血解毒。

主 治：系统性红斑狼疮之脾肾阳虚型及狼疮性肾炎。

方 歌：健脾益肾艽黄芪，女贞菟丝仙灵脾。

蛇草茯苓太子参，白术河车血藤宜。

参考文献

[1] 张志礼. 张志礼[M]. 北京：中国医药科技出版社，2010.

[2] 周冬梅，张苍，李伯华. 赵炳南验方十一讲[M]. 北京：北京科学技术出版社，2016.

[3] 李元文，张丰川. 皮肤病[M]. 北京：人民卫生出版社，2006.

[4] 王萍. 张志礼教授临床经验介绍[C]//中华中医药学会学术会议、国家中医药管理局继续教育项目——银屑病中医药防治交流会暨赵炳南学术思想高级研修班论文集.2011：75-76.

陈彤云 经验方

01 调肝化瘀汤 [1]

组 成：柴胡、茯苓、僵蚕、当归、川芎、白芍、熟地黄、薄荷、桃仁、红花。
功 效：疏肝理气,活血化瘀。
主 治：黄褐斑。
方 歌：调肝化瘀柴薄苓,桃红四物僵蚕行。

02 痤疮除湿汤 [2]

组 成：茯苓、山药、连翘、茵陈、虎杖、萹蓄。
功 效：健脾利湿,解毒化浊。
主 治：脾虚湿盛型痤疮、毛囊炎。
方 歌：痤疮除湿汤山药,茵陈虎杖蓄苓翘。

03 安神止痒汤 [3]

组 成：龙骨、石决明、珍珠母、夜交藤、白芍、丹参、茵陈、茯苓。

功 效：平肝安神，养血润肤。

主 治：神经性皮炎。

方 歌：安神止痒夜丹参，白芍茯苓决茵陈。
龙骨珠母潜肝阳，养血润肤又安神。

04 荨麻疹经验方[4]

组 成：麻黄、杏仁、连翘、当归、桑白皮、茯苓、泽泻、海桐皮、白鲜皮、秦艽、甘草。

功 效：疏风散寒，清利湿热。

主 治：风寒外束、湿热内蕴型慢性荨麻疹。

方 歌：麻杏翘泽茯苓桑，海桐白鲜艽草当。
外感风寒湿热蕴，陈氏除风消疹方。

参考文献

[1] 曲剑华，刘清. 陈彤云中医皮科经验集要[M]. 北京：人民卫生出版社，2016.

[2] 连建伟. 中华当代名中医八十家经验方集萃[M]. 2019.

[3] 叶建州，张广中，李领娥. 中医泰斗皮肤病医案妙方[M]. 郑州：中原农民出版社，2018.

[4] 王淑惠. 陈彤云教授诊治皮肤病经验[J]. 四川中医，2003，23（01）：4-5.

张作舟 经验方

01 桑菊疏风饮 [1]

组 成：桑叶、菊花、薄荷、蝉蜕、荆芥、防风、牡丹皮、金银花、白茅根、刺蒺藜、白鲜皮。
功 效：清热解表，疏风止痒。
主 治：风热型荨麻疹。
方 歌：桑菊疏风薄蝉衣，荆防银丹茅鲜藜。
　　　　疹绛可加地青茜，挟湿茵扁藿佩宜。

02 麻黄祛风汤 [1]

组 成：麻黄、桂枝、杏仁、荆芥、防风、桔梗、羌活、当归、白鲜皮、刺蒺藜。
功 效：辛温解表，散寒祛风。
主 治：风寒客表、寒湿侵袭型荨麻疹。
方 歌：麻黄祛风桂杏蒺，荆防桔羌归鲜皮。
　　　　湿加连豆痒地肤，寒重白芥细辛即。

03 神经性皮炎经验方[1]

组 成：鳖甲、龟板、黄柏、苍术、白术、白鲜皮、茯苓、防己、威灵仙。

功 效：滋阴除湿止痒。

主 治：静止期神经性皮炎。

方 歌：顽癣静止期，鳖龟二妙己。
茯苓威灵仙，白术白鲜皮。

04 痤疮方[1]

组 成：蒲公英、金银花、野菊花、白花蛇舌草、苦参、黄芩、甘草。

功 效：清热除湿，散结消肿。

主 治：痤疮。

方 歌：痤疮公英银野菊，舌草苦参芩草与。

05 白癜汤[1]

组 成：当归、川芎、何首乌、菟丝子、补骨脂、羌活、独活、防风、白芷、女贞子、墨旱莲、黄芪、甘草。

功 效：补肝益肾，祛风除湿，活血通络。

主 治：白癜风。
方 歌：白癜汤中芪归芎，首乌菟丝羌独风。
　　　　女贞旱莲补骨脂，白芷甘草建奇功。

06 润燥散瘀汤[1]

组 成：熟地黄、何首乌、丹参、当归、三棱、莪术、红花、鸡血藤、珍珠母、乌梢蛇、全蝎。
功 效：润燥散瘀止痒。
主 治：皮肤淀粉样变。
方 歌：润燥散瘀何首乌，丹参三棱归莪术。
　　　　熟地红花珍珠母，乌蛇全虫鸡藤除。

07 鱼鳞病方[1]

组 成：熟地黄、何首乌、核桃仁、女贞子、枸杞子、当归、川芎、丹参、红花、防风、僵蚕、刺蒺藜、人参（或党参）、黄芪、白术、麝香。
功 效：益气养血，活血祛风。
主 治：鱼鳞病。
方 歌：鱼鳞病方核桃仁，熟地首乌丹人参。

红花归杞芎防麝，芪术僵蒺共女贞。

08 解毒活血汤 [2]

组 成：蒲公英、白英、蛇莓、半枝莲、白花蛇舌草、三棱、莪术、龙葵、甘草。
功 效：解毒活血消斑。
主 治：银屑病。
方 歌：解毒活血公白英，舌草半枝莲三棱。
　　　蛇莓莪术龙葵草，解毒活血银屑清。

09 消斑汤 [3]

组 成：熟地黄、何首乌、当归、女贞子、菟丝子、黄芪、补骨脂、丹参、白术、柴胡、郁金、防风、白芷、白花蛇舌草、甘草。
功 效：滋补肝肾，活血消斑。
主 治：白癜风。
方 歌：消斑熟地首乌当，女贞菟丝芪骨防。
　　　丹参白术郁金草，白芷舌草柴胡尝。

10 养阴宁荨汤 [3]

组 成：生地黄、生牡蛎、珍珠母、黄芪、女贞子、白芍、地骨皮、牡丹皮、五味子、防风。
功 效：滋阴清热，潜阳疏风。
主 治：阴虚内热，虚阳外扰型荨麻疹。
方 歌：养阴宁荨用生地，珍珠黄芪生牡蛎。
　　　　白芍丹皮五味子，女贞防风地骨皮。

11 养血息风汤 [3]

组 成：黄芪、何首乌、白鲜皮、当归、白芍、五味子、柴胡、荆芥、防风、麻仁、甘草。
功 效：益气养血，疏散风邪。
主 治：血虚气弱，风邪客表型荨麻疹。
方 歌：养血息风首乌芪，归芍五味白鲜皮。
　　　　柴胡荆防麻仁草，益气养血瘾疹宜。

12 扶正活血汤 [3]

组 成：黄芪、党参、茯苓、青蒿、当归、川芎、生地黄、延胡索、川楝子、桃仁、五灵脂、郁金、乌药、茵陈。

功 效：滋阴益气，扶正活血。
主 治：带状疱疹后遗神经痛。
方 歌：扶正活血芪参苓，青蒿归芍地五灵。
　　　　延胡川楝桃郁金，乌药茵陈后遗清。

参考文献

[1] 张作舟, 张大萍. 中国现代百名中医临床家丛书：张作舟[M]. 北京：中国中医药出版社, 2009.

[2] 代丹, 王新苗, 何春燕等. 张作舟从"瘀毒"辨治银屑病经验[J]. 中医杂志, 2021, 62（02）: 104-107, 137.

[3] 张境源. 张作舟学术评传（大字版）[M]. 北京：中国盲文出版社, 2015.

房芝萱 经验方

01 回阳通络丸[1]

组 成：肉桂、附子、干姜、桂枝、归尾、赤芍、牛膝、玄参、川芎、茯苓、白术、桑寄生、独活、木瓜、川断、生黄芪、苏木、党参。

功 效：温经通络，活血化瘀。

主 治：静脉炎、血栓闭塞性脉管炎、硬皮病、雷诺病、硬红斑等。

方 歌：回阳通络理中丸，二桂归附赤芍玄。
膝苓苏木独活寄，芎芪木瓜川断全。

02 急性湿疹经验方[2]

组 成：当归尾、赤芍、车前子、连翘、龙胆草、生栀子、条芩、生地黄、六一散、猪苓、金银花、生薏米、茵陈、防风。

功 效：清热利湿，散风止痒。

主 治：急性湿疹。

方 歌：急性湿疹归赤芍，车前栀子芩银翘。

生地六一与猪苓,薏米茵陈防胆草。

03 慢性湿疹经验方[1]

组 成:炒苍术、苦参、黄柏、地肤子、猪苓、生黄芪、车前子、云苓、防风、当归、赤芍、红花、甘草、白茅根、茵陈。

功 效:健脾利湿,散风止痒。

主 治:慢性湿疹。

方 歌:慢性湿疹猪茯苓,苍柏苦参地肤茵。
车芪防归赤芍与,红花甘草茅根行。

04 水丹经验方[1]

组 成:金银花、蒲公英、连翘、条芩、猪苓、云苓、大黄、生地黄、归尾、赤芍、红花、牛膝、生薏米、车前子。

功 效:利水渗湿、清热解毒,祛痛止痒。

主 治:丹毒积热夹湿,湿毒凝滞者。

方 歌:水丹痒痛发头面,银翘英芩地车前。
猪苓茯苓大黄膝,赤芍归红薏米添。

05 湿丹经验方[1]

组 成：麻黄、肉桂、杏仁、生黄芪、当归、云苓皮、赤芍、红花、冬瓜皮、冬瓜仁、猪苓、泽泻、苍术、白术、龙胆草、甘草、车前子。

功 效：温阳化湿,活血益气。

主 治：丹毒寒湿凝滞、气血两虚者。

方 歌：湿丹归芪麻黄桂,赤芍猪茯苍白将。
冬瓜皮仁红泽泻,胆草甘草车前襄。

06 火丹经验方[1]

组 成：金银花、蒲公英、连翘、紫花地丁、大黄、野菊花、归尾、赤芍、红花、猪苓、陈皮、车前子、甘草。

功 效：清解火毒。

主 治：丹毒毒热炽盛证。

方 歌：火丹银车野菊丁,公英归翘赤猪苓。
大黄红花陈皮草,红赤灼痛肿胀清。

参考文献

[1] 北京中医医院. 房芝萱外科经验 [M]. 北京：北京出版社, 1980.

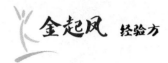 金起凤 经验方

01 蝎藜祛风汤[1]

组 成：全蝎、皂角刺、白蒺藜、防风、苍术、黄柏、草河车、生槐花、当归、苦参、白鲜皮。

功 效：祛风清热，除湿止痒。

主 治：泛发性神经性皮炎。

方 歌：蝎藜祛风苦皂防，苍柏河车槐鲜当。

02 消银解毒一汤[2]

组 成：水牛角、生地黄、赤芍、牡丹皮、金银花、紫花地丁、板蓝根、重楼、土茯苓、白鲜皮、苦参。

功 效：清热凉血，解毒化斑。

主 治：血热型银屑病。

方 歌：消银一汤血热方，牛角赤芍苦地黄。
丹皮银蚤白鲜皮，地丁蓝根土苓襄。

03 消银解毒二汤 [2]

组 成：生地黄、玄参、天花粉、水牛角、赤芍、金银花、紫草、丹参、白鲜皮、乌梢蛇、威灵仙。
功 效：育阴润燥,凉血清热,活血化瘀。
主 治：血燥型银屑病。
方 歌：消银二汤地角玄,花粉赤芍威灵仙。
　　　　育阴活血润血燥,银紫丹参乌蛇鲜。

04 消银解毒三汤 [2]

组 成：龙胆草、炒山栀子、盐黄柏、重楼、金银花、生地黄、赤芍、白鲜皮、苦参、土茯苓、泽泻。
功 效：清热利湿,凉血解毒。
主 治：湿热型银屑病。
方 歌：消银三汤胆草栀,黄柏银蚤苦泽赤。
　　　　地黄鲜皮土茯苓,蠲疴清热又利湿。

05 龙蚤清渗汤 [3]

组 成：龙胆草、黄芩、重楼、生槐花、牡丹皮、生地黄、赤芍、苦参、白鲜皮、地肤子、六一散。

功 效：清热利湿，凉血消风。

主 治：急性湿疹、神经性皮炎、脂溢性皮炎湿热型。

方 歌：龙蚤清渗生槐花，丹芩赤芍生地挟。
苦参白鲜地肤子，六一清肝利脾佳。

06 清肝消滞汤[3]

组 成：柴胡、龙胆草、黄芩、牡丹皮、山栀子、香附、川楝子、延胡索、乳香、没药、炙蜈蚣。

功 效：清肝泻火，化瘀止痛。

主 治：带状疱疹肝火型。

方 歌：清肝消滞柴芩丹，山栀香附蚣川楝。
龙胆元胡与乳没，能治肝火缠腰丹。

07 枇芩消痤汤[3]

组 成：枇杷叶、黄芩、蒲公英、金银花、紫花地丁、赤芍、桃仁、红花、皂角刺、夏枯草。

功 效：清热解毒，凉血化瘀。

主 治：寻常型痤疮。
方 歌：杷芩消痤公英丁，银花赤芍桃仁行。
　　　　红花皂刺夏枯草，寻常痤疮用之灵。

参考文献

[1] 李元文,张丰川. 皮肤病[M]. 北京：人民卫生出版社,2006.

[2] 杨敏,郭杨,瞿幸,等. 金起凤治疗寻常型银屑病的临证经验总结[J]. 中华中医药杂志,2020,35(08)：4013-4016.

[3] 周德瑛,张丰川,李元文. 金起凤教授治疗皮肤病验方介绍[J]. 中医教育,2000(06)：54-55.

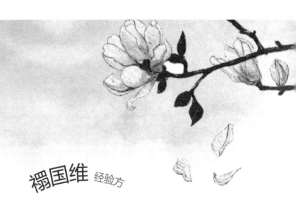

褟国维 经验方

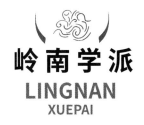

岭南学派
LINGNAN
XUEPAI

禤国维 经验方

01 三藤解毒汤[1]

组 成：红藤、忍冬藤、络石藤、紫花地丁、白花蛇舌草、生地黄、虎杖、连翘、牡丹皮、贯众。

功 效：清热解毒。

主 治：带状疱疹。

方 歌：三藤红冬络石藤，舌草生地虎杖丁。
连翘丹皮与贯众，清热解毒火龙清。

02 疏肝化瘀止痛汤[1]

组 成：柴胡、郁金、白芍、香附、延胡索、桃仁、红花、丹参、鸡血藤、生地黄、甘草。

功 效：疏肝行气，活血化瘀，通络止痛。

主 治：带状疱疹气滞血瘀型。

方 歌：疏肝化瘀止痛汤，柴芍郁金生地香。
延胡甘草鸡血藤，丹参桃红通络强。

03 固肾健脾方[2]

组 成：何首乌、女贞子、菟丝子、桑葚子、黄芪、白术、山楂、甘草等。
功 效：固肾健脾，养血乌发。
主 治：脾肾不足之斑秃、脂溢性脱发。
方 歌：固肾健脾何首乌，女贞菟丝桑葚术。
　　　　黄芪山楂同甘草，养血可治发稀疏。

04 凉血祛脂方[2]

组 成：茵陈、赤石脂、白鲜皮、蒲公英、生地黄、萆薢、白术、山楂、积雪草、甘草等。
功 效：清热凉血，除湿祛脂。
主 治：脂溢性皮炎、脂溢性脱发、斑秃、痤疮等湿热熏蒸之证。
方 歌：凉血祛脂白鲜皮，茵陈赤脂公英地。
　　　　白术甘草积雪草，萆薢山楂消脂溢。

05 皮肤解毒汤[2]

组 成：乌梅、莪术、土茯苓、紫草、紫苏叶、防风、徐长卿、甘草。

功 效：祛风除湿清热,解毒祛瘀通络。
主 治：湿疹、荨麻疹、银屑病、结节性痒疹之风湿热毒证。
方 歌：皮肤解毒,乌紫莪术;土苓长卿,甘草风苏。

06 消痤汤 [2]

组 成：知母、黄柏、女贞子、生地黄、鱼腥草、墨旱莲、蒲公英、连翘、丹参、甘草等。
功 效：滋肾泻火,凉血解毒。
主 治：痤疮、脂溢性皮炎、毛囊炎见肾阴虚证者。
方 歌：消痤知柏地,丹参贞旱莲。
滋阴泻肾火,鱼英翘草全。

07 益气固肾方 [2]

组 成：制首乌、菟丝子、生地黄、黄精、山楂、川芎、山萸肉、枸杞子、墨旱莲、仙灵脾、党参、炙甘草等。
功 效：益气固肾,养血生发。
主 治：脱发之肾气不足证。
方 歌：益气固肾首乌精,生地山楂芎杞灵。

萸菟旱莲党参草，养血生发又填精。

08 禤氏生发汤[3]

组 成：生地黄、松针、侧柏叶、蒲公英、丹参（后下）、赤芍、甘草。
功 效：活血化瘀。
主 治：脂溢性脱发。
方 歌：禤氏生发生地黄，松针侧柏公英详。
丹参赤芍加甘草，活血化瘀生发良。

参考文献

[1] 李元文，张丰川. 皮肤病[M]. 北京：人民卫生出版社，2006.

[2] 陈达灿，李红毅，欧阳卫权. 国医大师禤国维[M]. 北京：中国医药科技出版社，2016.

[3] 何增华，卢传坚，禤国维. 国医大师禤国维基于"瘀血理论"针药相须辨治脂溢性脱发经验[J]. 中华中医药杂志，2021，36（07）：4015—4018.

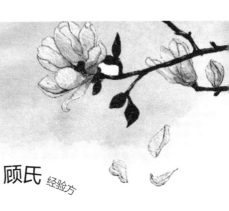

顾氏 经验方

陆德铭 经验方

海派
HAI PAI

夏氏 经验方

董氏 经验方

顾氏 经验方（顾筱岩、顾伯华）

01 芩连消毒饮[1]

组 成：川黄连、黄芩、野菊花、紫花地丁、半枝莲、金银花、连翘、赤芍、生甘草。
功 效：清热解毒凉血。
主 治：一切疔疮。
方 歌：芩连消毒野菊丁，半枝翘芍甘草银。

02 地玄芩连方[1]

组 成：生地黄、玄参、水牛角、黄芩、胡黄连、山栀子、知母、竹叶、牡丹皮、生甘草。
功 效：清热解毒，凉血消疕。
主 治：血热型银屑病。
方 歌：地玄芩连犀地知，山栀竹叶甘草尝。

03 清热解毒汤[1]

组 成：生地黄、黄芩、生山栀、连翘、竹叶、一枝黄花、金银花、车前子、生甘草。
功 效：清热解毒。
主 治：皮肤念珠菌病。
方 歌：清热解毒汤，地芩栀翘挟。
　　　　竹叶银前草，犹带一枝花。

04 牛桑菊蝉方[1]

组 成：牛蒡子、桑叶、菊花、净蝉衣、僵蚕、白鲜皮、地肤子、车前草、土茯苓、苦参、生甘草。
主 治：全身泛发性扁平苔藓。
方 歌：牛桑菊蝉，土苓僵蚕。
　　　　地肤苦参，车草白鲜。

05 地归僵乌方[1]

组 成：生地黄、当归、白芍、制首乌、肥玉竹、红花、莪术、小胡麻、炙僵蚕、乌梢蛇。
主 治：局限性扁平苔藓。

方　歌：地归僵乌方，玉竹红莪僵。

乌蛇小胡芍，限局苔藓康。

06　地参栀桃方[1]

组　成：生地黄、玄参、天冬、麦冬、知母、黄柏、生山栀、白花蛇舌草、丹参、赤芍、桃仁泥、天花粉、炙穿山甲。

主　治：黏膜扁平苔藓。

方　歌：地参栀桃天麦冬，知柏赤芍舌草从。

丹参花粉炙山甲，能治黏膜紫癜风。

07　萸泽龙茯方[1]

组　成：生地黄、黄柏、知母、山药、山萸肉、泽泻、龙胆草、土茯苓、猪苓、生甘草。

主　治：阴部扁平苔藓。

方　歌：萸泽龙茯，地柏知猪。

山药甘草，阴部癣除。

参考文献

[1] 刘炎. 江浙沪名医秘方精粹[M]. 北京：北京医科大学、中国协和医科大学联合出版社，1996.

夏氏 经验方（夏墨农、夏少农、夏涵）

01 清热解毒汤[1]

组 成：川黄连、金银花、粉丹皮、焦山栀、连翘、绿豆衣、紫花地丁、草河车、生地黄。
功 效：清热解毒。
主 治：疔疮及一切火毒阳证。
方 歌：清热解毒绿豆衣，银翘川连栀生地。
　　　　丹皮地丁草河车，能消阳证疔疮疠。

02 益气养阴汤[1]

组 成：黄芪、党参、生地黄、首乌、北沙参、麦冬、紫草、牡丹皮、地骨皮、当归、白芍。
功 效：益气养阴，凉血活血。
方 歌：益气养阴沙麦冬，芪参地归首乌同。
　　　　白芍地骨丹紫草，凉血活血瘀可通。

03 四重汤[1]

组 成：灵磁石、代赭石、紫贝齿、牡蛎。
功 效：清化软坚,镇惊平肝。
主 治：疣。
方 歌：四重磁代赭,紫贝牡蛎合。

04 参芪沙参方[2]

组 成：黄芪、党参、生地黄、北沙参、牡丹皮、紫草、鸡血藤、络石藤。
功 效：益气养阴,活血通络。
主 治：皮肌炎气阴两虚型。
方 歌：参芪沙参地紫草,鸡血络石丹皮好。

05 清肺祛脂方[1]

组 成：枇杷叶、桑白皮、地骨皮、桑叶、生地黄、黄芩、牡丹皮、白花蛇舌草、女贞子、山楂、甘草。
功 效：清肺泻热,凉血祛脂。
主 治：寻常痤疮。
方 歌：清肺祛脂桑白杷,地骨桑叶地山楂。
黄芩丹皮蛇舌草,女贞甘草愈痤佳。

06 芩珠凉血方[1]

组 成：黄芩、紫草、徐长卿、珍珠母、灵磁石、生牡蛎、生薏苡仁、防风、生甘草。

功 效：清热解毒，凉血散瘀。

主 治：银屑病之血热证。

方 歌：芩珠凉血紫长卿，薏仁牡蛎防草灵。

07 化瘀消银方[1]

组 成：当归、桃仁、赤芍、生地黄、三棱、莪术、丹参、土茯苓、鸡血藤、川芎、甘草。

功 效：活血化瘀，凉血解毒。

主 治：银屑病之血瘀证。

方 歌：化瘀消银归赤芍，生地棱莪芎草桃。
丹参土茯鸡血藤，活血化瘀凉血疗。

08 养血祛风方[1]

组 成：当归、赤芍、生地黄、鸡血藤、荆芥、制首乌、炙黄芪、防风、麦冬、天冬、甘草。

功 效：养血润燥，祛风止痒。

主 治：银屑病之血虚证。

方 歌：养血祛风鸡血藤，归芍地草天麦冬。
　　　　荆芥首乌芪防风，养血润燥又祛风。

参考文献

[1] 柏连松. 海派中医夏氏外科[M]. 上海：上海科学技术出版社，2015.

[2] 刘炎. 江浙沪名医秘方精粹[M]. 北京：北京医科大学、中国协和医科大学联合出版社，1996.

秦万章 经验方

01 银连解毒汤 [1]

组 成：金银花、黄连、野菊花、山栀子、连翘、赤芍、黄柏、紫花地丁、茯苓、绿豆衣、甘草。
功 效：清热解毒除湿。
主 治：急性毛囊炎。
方 歌：银连解毒野菊丁，山栀连翘草茯苓。
　　　　赤芍黄柏绿豆衣，清热解毒除湿灵。

02 平肝活血方 [2]

组 成：乌梅、菝葜、三棱、莪术、生牡蛎、磁石、珍珠母。
功 效：平肝活血。
主 治：银屑病。
方 歌：平肝活血方，乌梅葜磁裹。
　　　　三棱莪术蛎，珠母消疕强。

03 三藤方 [3]

组 成：雷公藤、鸡血藤、红藤。
功 效：凉血活血养血。
主 治：各型红斑狼疮。
方 歌：三藤雷公，鸡血与红。

04 活血方 [3]

组 成：桂枝、生地黄、当归、川芎、益母草、丹参、雷公藤、鸡血藤、生甘草。
功 效：温阳散寒，活血通络。
主 治：寒凝血瘀型顽固性皮肤病。
方 歌：活血方中生地归，丹参二藤鸡血雷。
　　　　桂枝益母芎甘草，慢厚角化癣病摧。

05 润肤饮 [3]

组 成：生地黄、天花粉、玄参、当归、丹参、黄芪、白鲜皮、黄芩、土茯苓、炙甘草。
功 效：滋阴除湿，养血活血。
主 治：血虚型银屑病。
方 歌：润肤地归玄，丹参芪粉鲜。
　　　　黄芩苓甘草，血虚白疕痊。

06 凉血清热饮 [3]

组 成：水牛角、生地黄、丹参、杭白芍、白茅根、牛蒡子、生石膏、知母、荆芥、防风、升麻、金银花、甘草。

功 效：凉血活血，清热解毒。

主 治：血热型银屑病。

方 歌：凉血清热水牛角，生地丹参杭白芍。
　　　　银蒡知母升麻草，荆防白茅生石膏。

07 生地养阴清热方 [2]

组 成：生地黄、女贞子、黄精、川断、玄参、黄柏、桔梗、杏仁、牡蛎、连翘、绿豆、黑豆。

功 效：养阴清热。

主 治：红斑狼疮。

方 歌：生地养阴清热方，善治红斑蝴蝶疮。
　　　　贞精断玄桔柏杏，牡翘绿豆黑豆双。

08 昆明山海棠方 [2]

组 成：昆明山海棠。

主 治：各型红斑狼疮。

09 雷公藤方[2]

组 成:雷公藤。
主 治:各型红斑狼疮。

10 金荞麦方[2]

组 成:金荞麦、蟾皮、鱼腥草、百部、一见喜(半枝莲)。
主 治:红斑狼疮。
方 歌:金荞麦方,红蝴蝶疮。
鱼腥百部,蟾皮喜康。

参考文献

[1] 李元文,张丰川. 皮肤病[M]. 北京:人民卫生出版社,2006.

[2] 刘炎. 江浙沪名医秘方精粹[M]. 北京:北京医科大学、中国协和医科大学联合出版社,1996.

[3] 李斌. 当代中医皮肤科临床家丛书·秦万章[M]. 北京:中国医药科技出版社,2014.

陆德铭 经验方

01 消痤方[1]

组 成：生地黄、玄参、麦冬、天花粉、女贞子、丹参、生山楂、生首乌、茶树根、白花蛇舌草、虎杖、黄芩、炒防风。

功 效：滋阴清热，化浊降脂。

主 治：痤疮、脂溢性皮炎、酒齄鼻。

方 歌：消痤方中增液贞，防风首乌芩丹参。
虎杖山楂化浊脂，舌草花粉茶树根。

02 活血止痛方[1]

组 成：生黄芪、当归、赤芍、川芎、三棱、莪术、桃仁、泽兰、丹参、制香附、玄胡、广郁金。

功 效：益气活血，通络止痛。

主 治：带状疱疹后遗神经痛。

方 歌：活血止痛芪归芍，三棱莪术芎附桃。
泽兰丹参延胡郁，蛇疮后遗痛可疗。

参考文献

[1] 刘炎. 江浙沪名医秘方精粹[M]. 北京: 北京医科大学、中国协和医科大学联合出版社, 1996.

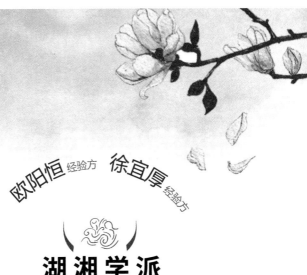

欧阳恒 经验方　徐宜厚 经验方

湖湘学派
HUXIANG
XUEPAI

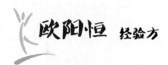 欧阳恒 经验方

01 消白合剂[1]

组 成：黑芝麻、黑大豆、核桃、紫背浮萍、路路通、红花、大枣。
主 治：白癜风。
方 歌：芝麻路路通核桃，红花浮萍黑豆枣。

02 祛斑合剂[1]

组 成：白芍、白鸡冠花、白茯苓、白术、僵蚕、天花粉、白及、薏苡仁、白芥子、升麻。
主 治：黄褐斑。
方 歌：白芍鸡冠茯苓术，白及芥子僵蚕辅。
　　　　升麻花粉薏苡仁，以色治色肝斑除。

03 竹黄汤[1]

组 成：淡竹叶、生石膏、黄芩、黄连、黄柏、栀子、漏芦、水牛角、生地黄、柴胡、白芍、

当归、党参、麦冬、三七等。
功 效：清热解毒，凉血活血，益气养阴。
主 治：银屑病。
方 歌：竹黄柏栀归参冬，黄连解毒益可尝。
漏芦生地水牛角，柴胡白芍三七当。

04 当归玉真汤 [1]

组 成：当归、桂枝、细辛、白芍、白附子、天南星、通草、羌活、防风、白芷、天麻、大枣、甘草。
功 效：温阳散寒，息风止痒。
主 治：慢性荨麻疹。
方 歌：当归玉真芷羌防，加入当归四逆汤。
白附南星天麻入，玉真化痰通络良。

05 金土冲剂 [1]

组 成：枇杷叶、桑白皮、黄芩、黄连、生山楂、石膏、白花蛇舌草、生地黄、牡丹皮、升麻、羌活、益母草、姜黄等。
功 效：清胃泻肺，活血调经。
主 治：伴月经异常的迟发性痤疮。

方 歌：金土芩连桑枇杷，石膏舌草生山楂。
　　　　羌活姜黄益母草，生地丹皮与升麻。

06 滋阴活血汤[1]

组 成：熟地黄、当归、山茱萸、牡丹皮、泽泻、茯苓、桃仁、川芎、女贞子、地肤子。
功 效：滋补肝肾，活血润肤。
主 治：肝肾阴虚型慢性湿疹。
方 歌：滋阴活血汤，六味四物尝。
　　　　去芍与山药，桃贞地肤襄。

07 桑龙止痒丸[1]

组 成：何首乌、白芍、牡丹皮、地龙、水牛角、全蝎、白鲜皮、皂角刺、猪牙皂、桑枝、漏芦、路路通。
功 效：滋阴清热，活血通络。
主 治：皮肤瘙痒症。
方 歌：桑龙止痒何首乌，丹皮白芍加漏芦。
　　　　牛角皂刺猪牙皂，白鲜全蝎通路路。

08 紫铜消白方[1]

组 成：铜绿、紫丹参、紫草、紫背浮萍、紫苏、紫河车、核桃、红花、郁金、鸡血藤、豨莶草。

功 效：疏风除湿，理气和血，调补肝肾。

主 治：白癜风。

方 歌：紫铜消白五紫合，丹参浮萍苏草车。
核桃红花豨莶草，郁金鸡藤治白驳。

09 抑痤汤[1]

组 成：金钱草、蒲公英、旱莲草、女贞子、半枝莲、白花蛇舌草、茯苓、山楂、泽泻、枳壳、生大黄、知母、黄柏。

功 效：清宣肺热，泻浊通腑。

主 治：痤疮肺热证。

方 歌：抑痤公英金钱草，旱莲女贞共枳壳。
泽泻知柏苓大黄，山楂半枝莲舌草。

10 面游风方[1]

组 成：虎杖、漏芦、升麻、川连、当归、生地黄、牡丹皮、竹叶、木通、火麻仁、侧柏叶。

功 效：清肺泻胃。

主 治：脂溢性皮炎。

方 歌：面游风方用虎杖，漏芦升麻川连当。
　　　　生地丹皮通竹叶，麻仁侧柏肺胃康。

11 化癌汤[1]

组 成：党参、茯苓、白术、甘草、金银花、三棱、莪术、当归、蜈蚣、全蝎、蕲蛇、威灵仙。

功 效：健脾化痰，活血祛瘀。

主 治：瘢痕疙瘩。

方 歌：化癌四君归莪术，银花三棱全蝎蜈。
　　　　蕲蛇威灵破瘀血，健脾化痰肿可除。

参考文献

[1] 杨志波. 当代中医皮肤科临床家丛书·欧阳恒[M]. 北京：中国医药科技出版社，2014.

徐宜厚 经验方

01 枳术赤豆饮[1]

组 成：枳壳、砂仁、蝉衣、白术、荆芥、益母草、防风、赤芍、赤小豆。
功 效：健脾利湿，消风止痒。
主 治：丘疹性荨麻疹、婴儿湿疹。
方 歌：枳术赤豆蝉衣砂，荆防赤芍益母加。

02 温阳和血汤[1]

组 成：黄芪、桂枝、炙甘草、干姜、丹参、当归。
功 效：益气活血，温经散寒。
主 治：寒冷性荨麻疹、局限性硬皮病、冻疮、网状青斑、多形红斑。
方 歌：温阳和血芪桂草，干姜丹参当归好。

03 清热四心汤[1]

组 成：栀子心、莲子心、连翘心、灯心草、生地黄、淡竹叶、生甘草、车前子、车前草、蝉衣、赤小豆、枯芩。

功 效：清热除湿。

主 治：婴儿湿疹。

方 歌：清热四心栀莲翘，生地淡竹灯心草。
车前子草加蝉衣，赤豆芩草奶癣疗。

04 连翘大青汤[1]

组 成：金银花、连翘、绿豆衣、生地黄、大青叶、牛蒡子、牡丹皮、甘草、荆芥、薄荷。

功 效：清热解毒，凉营透疹。

主 治：毒性红斑。

方 歌：连翘大青绿豆衣，银地牛蒡加丹皮。
荆芥薄荷生甘草，透疹散结热毒驱。

05 益气助阳汤[1]

组 成：炙麻黄、炒白芥子、甲珠、当归、肉桂、羌活、独活、鹿角胶、黄芪、太子参、川断、狗脊。

功 效：益气助阳，填精补髓。

主 治：成人硬肿症。

方 歌：益气助阳炙麻黄，白芥甲珠肉归防。
　　　　鹿角芪参羌独活，川断狗脊疗痹强。

06 大青薏仁汤[1]

组 成：紫贝齿、生赭石、生龙骨、生牡蛎、生薏苡仁、马齿苋、大青叶、丹参、当归尾、赤芍、升麻。

功 效：平肝潜阳，解毒祛疣。

主 治：扁平疣、寻常疣。

方 歌：大青薏仁紫贝齿，龙牡升麻归赭石。
　　　　丹参赤芍马齿苋，解毒祛疣内外施。

07 首乌润肤汤[1]

组 成：制首乌、干地黄、山药、黄柏、五味子、菟丝子、沙苑子、生龙骨、生牡蛎、茯神。

功 效：养阴润燥，润肤止痒。

主 治：老年性皮肤瘙痒症。

方 歌：首乌润肤干地黄，山药菟丝沙苑良。
　　　　黄柏茯神味龙牡，能治皮屑若秕糠。

08 变通泻黄散[1]

组 成：藿香、佩兰、生石膏、防风、焦山栀、黄芩、甘草、红花、凌霄花、炒槐花、升麻。

功 效：泻脾胃伏火。

主 治：口周皮炎。

方 歌：变通泻黄佩藿香，石膏甘草红花防。
凌霄升麻清宣上，槐花栀芩皮炎康。

09 温阳通痹汤[1]

组 成：黄芪、山药、赤芍、党参、当归、丹参、茯苓、白术、陈皮、制草乌、制川乌、路路通、炙甘草。

功 效：温阳通痹。

主 治：硬皮病。

方 歌：温阳通痹芪山药，党参当归苓赤芍。
丹参白术川草乌，陈皮路路通甘草。

10 加味白虎汤[1]

组 成：生石膏、知母、粳米、甘草、沙参、绿豆壳、竹叶、灯心草。

功 效：清热止痒。

主 治：夏季皮炎。

方 歌：徐氏加味白虎汤，沙参豆衣益气良。
　　　　竹叶灯草泻心火，清气泄热愈瘙痒。

11 银花虎杖汤[1]

组 成：金银花、虎杖、丹参、鸡血藤、生地黄、赤芍、当归尾、炒槐花、大青叶、桔梗。

功 效：清热解毒。

主 治：银屑病。

方 歌：银花虎杖鸡血藤，丹参归尾槐桔梗。
　　　　赤芍生地大青叶，清热解毒疗效增。

12 痤疮平[1]

组 成：金银花、蒲公英、虎杖、山楂、炒枳壳、酒大黄。

功 效：清热解毒，化浊降脂。

主 治：酒齄鼻、痤疮。

方 歌：痤疮平，银公英。
　　　　虎杖大黄炒枳壳，山楂化浊降脂灵。

13 蜂房散加减[2]

组 成：蜂房、泽泻、紫花地丁、赤茯苓、赤芍、金银花、蒲公英、羌活、土贝母、升麻。

功 效：清热除湿解毒。

主 治：毛囊炎湿热蕴毒证。

方 歌：徐氏加减蜂房散，泽泻地丁赤苓添。
赤芍银花土贝母，公英羌活升麻全。

14 升麻消毒饮[2]

组 成：升麻、羌活、防风、白芷、桔梗、生甘草、金银花、连翘、赤芍、当归、炒牛蒡子、天花粉、野菊花。

功 效：疏风清热，解毒凉血。

主 治：毛囊炎风热毒盛证。

方 歌：升麻消毒羌归防，芷桔银翘草牛蒡。
野菊花粉加赤芍，疏风清热解毒良。

15 芪参解毒汤[2]

组 成：生黄芪、党参、茯苓、浙贝母、白蔹、当归、陈皮、金银花、生甘草、玄参、山药。

功 效：益气养阴，扶正托毒。
主 治：慢性毛囊炎。
方 歌：芪参解毒苓药皱，浙贝归陈银草玄。

16 苡仁赤豆汤[2]

组 成：生薏苡仁、赤小豆、茯苓皮、金银花、地肤子、生地黄、车前子、车前草、赤芍、马齿苋、甘草。
功 效：清热化湿，凉血解毒。
主 治：湿毒型带状疱疹。
方 歌：苡仁赤豆茯苓皮，车前草子银生地。
　　　　地肤赤芍草齿苋，清热除湿凉血宜。

17 神应消风散[2]

组 成：党参、白芷、苍术、何首乌、鸡血藤、夜交藤、丹参、红花、路路通、麻黄、全蝎。
功 效：散寒通络。
主 治：白癜风。
方 歌：神应消风治白驳，党参苍芷鸡血何。
　　　　夜藤丹参红全蝎，麻黄路路通寒络。

参考文献

[1] 徐宜厚. 徐宜厚[M]. 北京：中国中医药出版社，2007.

[2] 李元文，张丰川. 皮肤病[M]. 北京：人民卫生出版社，2006.

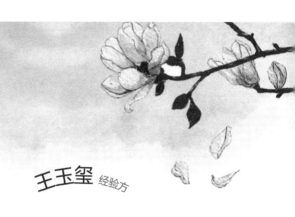

王玉玺 经验方

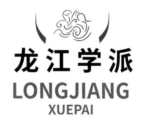

龙江学派
LONGJIANG
XUEPAI

王玉玺 经验方

01 温经燥湿汤[1]

组 成：生黄芪、苍术、徐长卿、佩兰、厚朴、猪苓、泽泻、白术、茯苓。
功 效：温经燥湿。
主 治：寒湿型痤疮。
方 歌：温经燥湿芪长卿，佩兰厚朴苍四苓。

02 升阳除湿防风汤[1]

组 成：防风、白术、苍术、青皮、乌药、小茴香、吴茱萸、当归、川芎、清半夏。
功 效：行气散寒，升阳除湿。
主 治：寒湿型湿疹。
方 歌：升阳除湿防风汤，二术青皮乌茴香。
芎归半夏吴茱萸，散寒除湿湿疹康。

03 平痤方[1]

组　成：白花蛇舌草、蚤休、生地黄、玄参、黄柏、生山楂、虎杖、泽泻、石膏。
功　效：清热燥湿，凉血消痤。
主　治：寻常型痤疮。
方　歌：平痤七叶一枝花，舌草生地玄山楂。
　　　　　黄柏虎杖石膏泻，肺胃热盛用之佳。

04 祛风败毒汤[1]

组　成：荆芥、防风、羌活、独活、苍术、威灵仙、白鲜皮、乌梢蛇、蜈蚣、全蝎、当归、川芎、甘草。
功　效：祛风除湿，润燥止痒。
主　治：银屑病。
方　歌：祛风败毒荆苍术，防风威灵归羌独。
　　　　　蜈蚣全蝎乌蛇草，白鲜川芎白疕除。

05 加味乌梅丸[1]

组　成：乌梅、干姜、附子、肉桂、川椒、细辛、黄连、黄柏、白鲜皮、徐长卿、僵蚕、当归。

功 效：温上清下，祛风止痒。

主 治：寒热错杂型荨麻疹。

方 歌：加味乌梅丸，白鲜长卿蚕。

06 白鲜皮饮[1]

组 成：生地黄、牡丹皮、赤芍、当归、紫草、茯苓、栀子、黄芩、牛蒡子、蝉蜕、荆芥、防风、金银花、连翘、白鲜皮。

功 效：凉血疏风止痒。

主 治：风热型荨麻疹。

方 歌：白鲜皮饮地银翘，归苓栀芩蒡赤芍。
　　　紫草丹皮荆防蜕，凉血止痒风疹疗。

07 散风苦参汤[1]

组 成：苦参、苍术、黄柏、生薏苡仁、乌梢蛇、土茯苓、萆薢、猪苓、泽泻、白鲜皮、忍冬藤、蒲公英、金银花、连翘。

功 效：清热除湿，凉血消疕。

主 治：湿热型银屑病。

方 歌：散风苦参二妙添，薏仁乌蛇土苓鲜。
　　　萆薢猪苓忍冬泽，银翘公英湿热蠲。

08 凉血消癜汤[1]

组 成：水牛角、生地黄、紫草、茜草、泽兰、泽泻、桃仁、红花、大青叶、秦艽、黄芩、连翘。

功 效：凉血止血。

主 治：过敏性紫癜。

方 歌：凉血消癜水牛角，桃红黄芩茜紫草。
生地泽兰泻青叶，再加连翘与秦艽。

09 狐惑汤[1]

组 成：土茯苓、白花蛇舌草、半枝莲、黄柏、虎杖、薏苡仁、滑石、甘草。

功 效：祛湿解毒。

主 治：狐惑病急性期。

方 歌：祛湿解毒狐惑汤，土苓舌草柏虎杖。
薏柏滑石半枝莲，急性狐惑效验方。

10 羌独散结汤[1]

组 成：羌活、独活、威灵仙、防己、木瓜、红花、赤芍、栀子、黄柏、茯苓、泽泻、川芎、生山楂。

功 效：祛风除湿，消脂散结。

主 治：结节性脂膜炎。

方 歌：羌独散结威木瓜，防己赤芍与红花。

　　　　栀子黄柏利湿热，川芎苓泽生山楂。

参考文献

[1] 杨素清，苗钱．当代中医皮肤科临床家丛书·王玉玺[M]．北京：中国医药科技出版社，2014．

文琢之 经验方　牟玉书 经验方

四川中医学派
SICHUANZHONGYI
XUEPAI

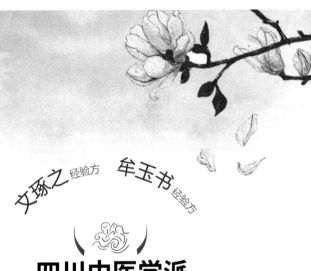

文琢之 经验方

01 疏风活血汤 [1]

组 成：生地黄、制首乌、当归、蝉衣、僵蚕、地肤子、白鲜皮、金银花、苍耳子、刺猬皮。

功 效：疏风活血，解毒止痒。

主 治：各种瘙痒类皮肤病。

方 歌：文氏疏风活血汤，生地首乌蝉衣当。
地肤白鲜刺猬皮，银花苍耳僵蚕康。

02 二参地黄丸 [1]

组 成：沙参、丹参、地黄、泽泻、茯苓、山药、山茱萸、女贞子、墨旱莲、枸杞子、菊花、酸枣仁、牛膝、补骨脂、续断、菟丝子、桑葚、钩藤、豨莶草。

功 效：养阴清热，活血解毒。

主 治：红斑狼疮善后长服方。

方 歌：二参地黄沙丹参，苓泽杞菊补骨葚。
山药旱莲萸酸枣，膝菟续断钩莶贞。

03 瘙痒丸[1]

组 成：生地黄、赤芍、制首乌、金银花、连翘、地肤子、白鲜皮、地龙、当归、白芷、刺猬皮、僵蚕、蝉蜕、苍耳子、天麻、防风、蜈蚣、川芎、红花、全蝎、乌梢蛇。

功 效：养血息风，除湿止痒。

主 治：各种瘙痒症。

方 歌：瘙痒丸中刺猬皮，生地赤芍首乌宜。
银翘地肤白鲜芷，地龙归蜈僵蝉衣。
苍耳天麻乌蛇芎，防风全蝎红花齐。

04 藿香解毒汤[1]

组 成：藿香、香薷、金银花、连翘、土茯苓、蕺菜、马齿苋、佩兰、赤芍、防风、白芷、夏枯草、蒲公英、钩藤。

功 效：清热除湿，解毒散结。

主 治：暑热疔疮。

方 歌：藿香解毒薷夏枯，银翘蕺菜佩土茯。
赤芍防风马齿苋，白芷钩藤公英蒲。

05 菊花解毒汤 [1]

组 成：野菊花、金银花、连翘、竹叶、土茯苓、蕺菜、夏枯草、紫花地丁、黄花地丁、牡丹皮、赤芍、生地黄、黄连、甘草。

功 效：清热解毒,凉血活血。

主 治：一切疔疮。

方 歌：菊花解毒银翘竹,蕺菜二丁与土茯。
丹皮生地黄连入,赤芍甘草与夏枯。

06 黄芪丸 [1]

组 成：生黄芪、制川乌、金铃子、地龙、乌药、赤小豆、小茴香、刺蒺藜、防风、丹参、萆薢。

功 效：调和营卫,除湿止痒。

主 治：臁疮初期。

方 歌：黄芪丸中用防风,川乌金铃茴地龙。
乌药赤豆绵萆薢,丹参刺蒺除臁功。

07 加味三妙丸 [1]

组 成：苍术、黄柏、牛膝、黄芪、当归、茯苓、怀山药、五加皮、海桐皮、蒲公英、忍冬藤。
功 效：益气和营，除湿通络。
主 治：臁疮日久不愈。
方 歌：加味三妙治臁疮，五加海桐芪苓当。
　　　　山药公英忍冬藤，内外兼施效更彰。

08　生津解毒汤[1]

组 成：金银花、连翘、生地黄、牡丹皮、赤芍、知母、水牛角、玄参、石斛、郁金、夏枯草、黄芩、黄连、黄柏、怀山药、鸡内金。
功 效：清热解毒，养阴生津。
主 治：烧伤初期。
方 歌：生津解毒三黄全，银翘丹皮生地玄。
　　　　石知郁赤水牛角，夏枯山药内金添。

09　首乌地黄汤[1]

组 成：制首乌、刺蒺藜、熟地黄、怀山药、大枣、牡丹皮、泽泻、茯苓、丹参、紫草、地骨皮、夏枯草、白鲜皮、炒酸枣仁、钩藤、豨莶草。
功 效：健脾益肾，解毒养阴。

主 治：红斑狼疮。
方 歌：首乌地黄六味丸，除去山萸加豨莶。
　　　　丹参紫枣地骨皮，夏枯酸枣藜白鲜。

10 加味四妙散[1]

组 成：苍术、黄柏、薏苡仁、牛膝、木通、苦参、蒲公英、当归、土茯苓。
功 效：清热除湿。
主 治：湿热下注所致皮肤病。
方 歌：加味四妙土茯苓，木通当归苦公英。

参考文献

[1] 艾儒棣. 川派中医药名家系列丛书·文琢之[M]. 北京：中国中医药出版社，2018.

牟玉书 经验方

01 内消确效散[1]

组 成：酒大黄、桃仁、牡丹皮、冬瓜仁、败酱草。
功 效：通下逐邪。
主 治：外科疮疡。
方 歌：内消确效牟氏方，桃仁瓜仁大黄襄。
　　　　丹皮败酱消痈脓，通下逐邪化溃疡。

02 驱风胜湿汤[2]

组 成：羌活、蝉蜕、川芎、赭石、赤芍、蜈蚣。
功 效：活血驱风。
主 治：荨麻疹。
方 歌：驱风胜湿羌芍芎，蝉蜕赭石与蜈蚣。

03 泻肺汤[2]

组 成：桑白皮、牡丹皮、知母、蝉蜕、薄荷、节竹根。

功 效：清泻肺热，凉血活血。

主 治：粉刺。

方 歌：泻肺桑丹皮，知母薄荷宜。

　　　　蝉蜕节竹根，粉刺肺风息。

04 泻丹解毒汤 [2]

组 成：赤芍、柴胡、乳香、没药、槐花、银花藤。

功 效：清热解毒，活血止痛。

主 治：带状疱疹。

方 歌：泻丹解毒赤芍柴，乳没银花藤与槐。

参考文献

[1] 李元文，张丰川. 皮肤病[M]. 北京：人民卫生出版社，2006.

[2] 李振华. 中华名老中医学验传承宝库 2[M]. 北京：中医古籍出版社，2013.

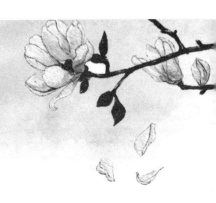

其他验方

QITA YANFANG

其他验方

01 治瘊方

组 成：熟地黄、何首乌、杜仲、赤芍、白芍、牛膝、桃仁、红花、赤小豆、白术、穿山甲。
功 效：滋阴养血,活血祛疣。
主 治：疣目风毒血燥证。
处方来源：《中医外科学》经验方。
方 歌：治瘊熟地赤白芍,首乌杜仲牛膝桃。
　　　　红花白术赤小豆,再加山甲用之妙。

02 清解透表汤

组 成：西河柳、蝉蜕、葛根、升麻、紫草根、桑叶、菊花、金银花、连翘、牛蒡子、甘草。
功 效：辛凉透表,清宣肺卫。
主 治：麻疹肺胃热盛证。
处方来源：《中医儿科学》经验方。
方 歌：清解透表用升麻,蝉蜕葛根桑银花。
　　　　紫草菊花西河柳,连翘牛蒡甘草佳。

03 除湿止痒汤（湿疹2号）

组 成：白鲜皮、地肤子、炒薏苡仁、生地黄、茯苓皮、苦参、白术、陈皮、焦槟榔。

功 效：健脾除湿止痒。

主 治：亚急性或慢性湿疹、皮肤瘙痒症、色素性紫癜性苔藓样皮炎。

处方来源：北京中医医院皮肤科经验方。

方 歌：除湿止痒白鲜皮，肤子炒米加陈皮。
　　　　槟榔苓术生地苦，亚急慢性湿疹宜。

04 养血解毒汤（白疕2号）

组 成：鸡血藤、当归、土茯苓、生地黄、山药、威灵仙、蜂房。

功 效：养血润肤，除湿解毒。

主 治：血燥型银屑病、神经性皮炎、慢性湿疹、扁平苔藓。

处方来源：北京中医医院皮肤科经验方。

方 歌：养血解毒归血藤，生地山药并威灵。
　　　　蜂房土苓湿毒去，白疕血燥服之清。

05 泻肝安神丸

组 成:生石决明、珍珠母、生地黄、生龙骨、生牡蛎、炒枣仁、龙胆草、栀子、黄芩、白蒺藜、当归、麦冬、朱茯神、泽泻、柏子仁、远志、车前子、甘草。

功 效:平肝泻火,养心安神。

主 治:瘙痒性皮肤病,因肝热心神不定而头晕、耳鸣、心烦、失眠者。

处方来源:北京中医医院经验方。

方 歌:泻肝安神栀地决,珠母龙牡枣仁泻。
芩蒺归柏车前远,胆草麦冬茯神挟。

06 内消连翘丸

组 成:连翘、夏枯草、射干、泽兰、花粉、白及、沙参、漏芦、核桃仁。

功 效:化核软坚。

主 治:皮肤结核、淋巴结核、硬结性红斑等慢性炎症性皮肤病等。

处方来源:北京中医医院经验方。

方 歌:内消连翘夏枯草,射干泽兰与核桃。
花粉白及沙参漏,化核软坚硬肿消。

07 软皮丸

组 成：川芎、炮姜、桂枝、丹参、桃仁、木香、当归。

功 效：通阳理气,活血化瘀。

主 治：硬皮病、瘢痕疙瘩、血栓闭塞性脉管炎、皮肤淀粉样变以及其他结节性皮肤损害等。

处方来源：北京中医医院皮肤科经验方。

方 歌：软皮芎归与炮姜,桂枝丹参桃木香。

08 养血荣筋丸

组 成：潞党参、土炒白术、当归、何首乌、川续断、桑寄生、补骨脂、木香、伸筋草、威灵仙、陈皮、鸡血藤、赤小豆、透骨草、松节、赤芍。

功 效：养血,荣筋,通络。

主 治：下肢结节性及血管炎疾患。

处方来源：北京中医医院经验方。

方 歌：养血荣筋归芍参,首乌续断桑骨陈。
木香威术伸筋透,鸡藤赤豆松节真。

09 脱疽酒

组　成：大风子、木鳖子、大黄、穿山甲、甘草、苏木、黑附子、赤芍、干姜、白酒。

功　效：温经散寒，活血通络。

主　治：血栓闭塞性脉管炎、雷诺病以及其他慢性皮肤病。

处方来源：北京中医医院经验方。

方　歌：脱疽酒中用大黄，大风木鳖草干姜。
　　　　　山甲苏木黑附子，赤芍白酒活血良。

10 止痒永安汤

组　成：荆芥、防风、麻黄、桂枝、白芷、羌活、蝉蜕、当归、赤芍、桃仁、红花。

功　效：祛风散寒，活血和营。

主　治：冷激性荨麻疹。

处方来源：山西中医学院经验方。

方　歌：止痒永安桂麻黄，荆芥蝉衣羌归防。
　　　　　赤芍白芷桃红花，冷激荨麻此方良。

11 通经逐瘀汤

组 成：地龙、皂角刺、刺猬皮、桃仁、赤芍、金银花、连翘。
功 效：通经化瘀,活血消风。
主 治：慢性荨麻疹。
处方来源：《中医皮肤病学简编》。
方 歌：通经逐瘀地龙桃,角刺银花翘赤芍。
　　　　通行经络刺猬皮,若兼风寒麻桂好。

12 栀子金花丸

组 成：黄连、知母、天花粉、黄柏、大黄、栀子、黄芩。
功 效：清热解毒。
主 治：痈、疖、疮毒。
处方来源：《医学大辞典》。
方 歌：栀子金花用四黄,知母花粉栀子良。

13 清热养阴丸

组 成：生地黄、玄参、麦冬、浙贝母、山豆根、白芍、牡丹皮、栀子、生石膏、薄荷、黄连、甘草。

功 效：养阴清热，消肿止痛。

主 治：因严重皮肤病日久伤津耗阴而引起的阴虚内热诸证；肺胃积热、肺胃津伤所致痤疮、酒齄鼻等。

处方来源：《医学大辞典》。

方 歌：清热养阴生地丹，玄麦浙贝栀黄连。
　　　　山豆白芍膏薄草，消肿止痛痤病痊。

14 疏肝丸

组 成：厚朴、枳实、柴胡、川芎、沉香、陈皮、砂仁、香附、牡丹皮、延胡索、紫豆蔻、白芍、木香、甘草、片姜黄。

功 效：解郁疏肝，和胃止痛。

主 治：肝气郁结所致皮科诸症。

处方来源：《全国中成药处方集》。

方 歌：疏肝厚朴枳柴胡，沉香芎芍草延胡。
　　　　木香砂仁丹紫蔻，陈皮姜黄与香附。

15 黄连上清丸

组 成：黄连、大黄、黄芩、菊花、川芎、连翘。

功 效：清热通便，散风止痛。
主 治：皮肤感染性疾患或内热积聚所致皮肤诸症。
处方来源：《简明中医皮肤病学》。
方 歌：黄连上清丸，大黄黄芩添。
　　　　菊花川芎翘，清热又通便。

16　活血消炎丸

组 成：炙乳香、炙没药、牛黄、菖蒲膏。
功 效：活血散痈，消肿软坚。
主 治：痈、疽、疖肿、疮毒。
处方来源：《简明中医皮肤病学》。
方 歌：活血消炎丸，乳没牛黄菖。
　　　　活血散痈肿，用治疖疔疮。

17　活血解毒丸

组 成：乳香、没药、菖蒲膏、蜈蚣、雄黄、黄米。
功 效：解毒消肿，活血止痛。
主 治：痈、疽、肿毒、肿瘤。
处方来源：《简明中医皮肤病学》。
方 歌：活血解毒乳没菖，黄米蜈蚣与雄黄。

18 活血止痛散

组 成：土鳖虫、当归、乳香、自然铜、三七、冰片。

功 效：活血散瘀，消肿止痛。

主 治：皮肤血管炎疾患如静脉炎、结节性多动脉炎等，以及皮肤结节性疾病的辅助治疗。

处方来源：《简明中医皮肤病学》。

方 歌：活血止痛土鳖虫，当归乳香自然铜。

三七冰片散瘀肿，皮肤血管经络通。

19 散结灵

组 成：白胶香、炙草乌、五灵脂、地龙、木鳖子、乳香、没药、当归、香墨、菖蒲膏（干）。

功 效：活血止痛，消结散毒。

主 治：皮肤结核、淋巴结核、结节性红斑、硬红斑、瘢痕疙瘩、结节性痒疹、硬皮病以及酒齄鼻丘疹期、鼻赘期等坚硬疼痛性皮肤病。

处方来源：《简明中医皮肤病学》。

方 歌：散结草乌白胶香，木鳖地龙香墨菖。

活血止痛消结散，灵脂当归没乳香。

20 归参丸

组 成：当归、苦参。
功 效：清热凉血，散风祛湿。
主 治：痤疮、酒齄鼻、脂溢性皮炎、脂溢性脱发。
处方来源：《简明中医皮肤病学》。

21 犀角化毒丸（丹）

组 成：犀角、连翘、大黄、朱砂。
功 效：清热，化毒。
主 治：小儿皮肤感染性疾患。
处方来源：《简明中医皮肤病学》。
方 歌：犀角化毒翘黄砂，清热化毒效果佳。

22 珠黄散

组 成：大黄、槟榔、橘红、黄连、牵牛子（炒）、琥珀粉、朱砂粉、珍珠粉、牛黄、冰片。
功 效：清热导滞，镇惊安神。
主 治：婴儿皮肤感染性疾患及丘疹性荨麻疹、湿疹等。
处方来源：《简明中医皮肤病学》。

方 歌：珠黄牵冰橘大黄,朱连珀珍牛槟榔。

23 导赤丹

组 成：黄连、大黄、连翘、滑石。
功 效：清热利水,导滞通便。
主 治：口腔溃疡、滤泡性口炎、婴儿湿疹、丘疹性荨麻疹等。
处方来源：《简明中医皮肤病学》。
方 歌：导赤丹黄连,大黄翘滑研。

24 梅花点舌丹

组 成：乳香、沉香、没药、血竭、白梅花、葶苈子、生硼砂、生石决明、雄黄粉、蟾酥粉、牛黄、珍珠粉、冰片、麝香、朱砂、熊胆（熬汤打丸用）。
功 效：清热解毒,消肿止痛。
主 治：急性淋巴管炎、蜂窝织炎、多发性疖病、毛囊炎等感染性疾患。
处方来源：《简明中医皮肤病学》。
方 歌：梅花点舌乳沉香,没药血竭葶雄黄。
　　　　硼决蟾酥牛黄麝,熊胆珍砂冰片尝。

25 金莲花片

组 成：金莲花。
功 效：清热解毒,消肿止痛。
主 治：感染性皮肤疾病,如疖、毛囊炎、滤泡性口炎、咽炎等。
处方来源:《简明中医皮肤病学》。

26 穿心莲片

组 成：穿心莲。
功 效：清热解毒,消肿止痛。
主 治：感染性皮肤疾患,如疖、毛囊炎、丹毒、淋巴管炎等。
处方来源:《简明中医皮肤病学》。

27 滋补肝肾丸

组 成：北沙参、麦冬、当归、熟地黄、陈皮丝、五味子、夜交藤、川续断、女贞子、墨旱莲、浮小麦。
功 效：滋补肝肾。
主 治：结缔组织病如系统性红斑狼疮等出现肝、肾损害者。

处方来源：《简明中医皮肤病学》。

方　歌：滋补肝肾北沙参，麦冬当归熟地陈。
　　　　　五味乌藤旱莲草，川断浮小麦女贞。

28　木瓜丸

组　成：木瓜、怀牛膝、威灵仙、当归、草乌。

功　效：疏筋活血，散风止痛。

主　治：静脉炎、结节性红斑、过敏性紫癜等；结缔组织病出现手足麻木、腿脚拘挛、筋骨无力。

处方来源：《简明中医皮肤病学》。

方　歌：木瓜丸，膝灵仙，归草乌，散拘挛。

29　健身宁

组　成：当归、炙黄精、黑桑椹、何首乌、墨旱莲、女贞子、熟地黄、党参、乌梅、鹿茸。

功　效：滋补肝肾，养血强身。

主　治：斑秃、系统性红斑狼疮初期，以及其他一些慢性皮肤病的辅助治疗。

处方来源：《简明中医皮肤病学》。

方 歌：滋补肝肾健身宁，桑椹首乌归黄精。
熟地党参旱莲草，乌梅鹿茸女贞行。

30 豨莶片

组 成：豨莶草。
功 效：散风祛湿，舒筋活络。
主 治：风寒湿痹所致关节疼痛，系统性红斑狼疮出现关节痛、四肢麻木等。
处方来源：《简明中医皮肤病学》。

31 白驳丸

组 成：鸡血藤、首乌藤、当归、赤芍、红花、黑豆皮、防风、白蒺藜、陈皮、补骨脂。
功 效：养血活血，通经络，退白斑。
主 治：白癜风。
处方来源：北京中医医院皮肤科。
方 歌：白驳当归黑豆皮，鸡血首乌白蒺藜。
赤芍红花补骨脂，再加防风与陈皮。

32 当归丸

组 成：当归。
功 效：补血调经，活血止痛。
主 治：慢性皮肤病、结缔组织病，可作补血扶正的辅助药物。
处方来源：《简明中医皮肤病学》。

33 黄精丸（丹）

组 成：黄精、当归。
功 效：补气养血。
主 治：皮肤病久病或重病后虚弱之证。
处方来源：《简明中医皮肤病学》。

34 鸡血藤片

组 成：鸡血藤。
功 效：活血补血，舒筋活络。
主 治：结缔组织病以及一些慢性皮肤病因血亏而致筋脉拘挛诸证。
处方来源：《简明中医皮肤病学》。

35 首乌片

组 成：何首乌。
功 效：养血，补肝，益肾。
主 治：斑秃、神经性皮炎、白癜风等属肝肾亏虚者。
处方来源：《简明中医皮肤病学》。

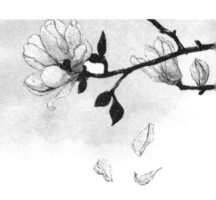

古籍方剂
GUJI
FANGJI

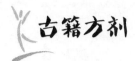

古籍方剂

01 七宝美髯丹

组 成：何首乌、怀牛膝、补骨脂、茯苓、菟丝子、当归、枸杞子。
功 效：补益肝肾，乌发壮骨。
主 治：斑秃、脂溢性脱发肝肾不足证。
处方来源：《医方集解》引邵应节方。
方 歌：七宝美髯何首乌，菟丝牛膝茯苓俱。
　　　　骨脂枸杞当归合，专益肝肾精血虚。

02 龙胆泻肝汤

组 成：龙胆草、黄芩、栀子、泽泻、木通、车前子、当归、生地黄、柴胡、生甘草。
功 效：清肝胆实火，泻下焦湿热。
主 治：带状疱疹、湿疹等皮肤病急性期之湿热浸淫证。
处方来源：《医方集解》。

方　歌：龙胆泻肝栀芩柴，生地车前泽泻偕。

　　　　木通甘草当归合，肝经湿热力能排。

03 三石汤

组　成：飞滑石、生石膏、寒水石、杏仁、竹茹、金银花、白通草、金汁。

功　效：清热利湿，宣通三焦。

主　治：日晒疮。

处方来源：《温病条辨》。

方　歌：三石寒水膏滑石，杏银通草茹金汁。

04 沙参麦冬汤

组　成：沙参、麦冬、玉竹、桑叶、生扁豆、天花粉、生甘草。

功　效：清养肺胃，生津润燥。

主　治：麻疹肺胃阴伤证。

处方来源：《温病条辨》。

方　歌：沙参麦冬扁豆桑，玉竹甘花共此方。

　　　　秋燥耗伤肺胃液，苔光干咳可品尝。

05 宣痹汤

组　成：防己、杏仁、滑石、薏苡仁、连翘、栀子、半夏、晚蚕砂、赤小豆。
功　效：清热祛湿，宣通经络。
主　治：葡萄疫湿热血瘀证。
处方来源：《温病条辨》。
方　歌：宣痹滑石杏防己，连翘栀子半夏薏。
　　　　晚蚕砂加赤小豆，湿热郁经痹能医。

06 益胃汤

组　成：沙参、麦冬、生地黄、玉竹、冰糖。
功　效：益气养阴。
主　治：药毒毒伤气阴证。
处方来源：《温病条辨》。
方　歌：温病条辨益胃汤，沙参麦地合成方。
　　　　玉竹冰糖同煎服，温病须虑把津伤。

07 银翘散

组　成：金银花、连翘、桔梗、薄荷、竹叶、生甘草、荆芥穗、淡豆豉、牛蒡子、芦根。

功　效：疏风泄热，清热解毒。
主　治：风疹、手足口病、水痘等感染性皮肤病肺经风热证。
处方来源：《温病条辨》。
方　歌：银翘散主上焦医，竹叶荆牛薄荷豉。
　　　　甘桔芦根凉解法，温病初起此方宜。

08　清营汤

组　成：犀角、生地黄、玄参、竹叶心、麦冬、丹参、黄连、金银花、连翘。
功　效：清营解毒，透热养阴。
主　治：银屑病、红皮病等热入营血证。
处方来源：《温病条辨》。
方　歌：清营汤治热入营，身热夜甚神不宁。
　　　　角地银翘玄连竹，丹麦清热更护阴。

09　增液汤

组　成：玄参、生地黄、麦冬。
功　效：增液润燥。
主　治：各类皮肤病日久气阴两虚证。
处方来源：《温病条辨》。

方 歌：增液汤用玄地冬，无水舟停下不通。
或合硝黄作泻剂，补泻兼施妙不同。

10 五虎汤

组 成：全蝎、僵蚕、穿山甲、蜈蚣、斑蝥、生大黄。
功 效：活血解毒，通络止痛。
主 治：杨梅疮伴关节疼痛。
处方来源：《霉疮秘录》。
方 歌：斑蝥蜈蚣蚕全虫，大黄山甲有奇功。
杨梅毒疮结筋骨，活血解毒通止痛。

11 五神汤

组 成：茯苓、车前子、金银花、川牛膝、紫花地丁。
功 效：清热解毒，分利湿热。
主 治：丹毒、伤水疮、脚湿气、生殖器疱疹热毒蕴结证。
处方来源：《洞天奥旨》。
方 歌：五神汤治疖疮疔，车前牛膝云茯苓。
银花地丁相为配，红肿疼痛湿热病。

12 五子衍宗丸

组 成：枸杞子、菟丝子、五味子、覆盆子、车前子。

功 效：补肾益精。

主 治：白驳风肝肾不足证。

处方来源：《医学入门》。

方 歌：兔死狗烹菟丝子、枸杞子，学富五车覆盆子、五味子、车前子。

13 五味消毒饮

组 成：金银花、紫花地丁、紫背天葵、野菊花、蒲公英。

功 效：清热解毒。

主 治：恶虫叮咬、痱子、花柳毒淋等热毒蕴结证。

处方来源：《医宗金鉴》。

方 歌：野野菊花花金银花铺蒲公英天紫背天葵地紫花地丁。

14 托里消毒散

组 成：人参、川芎、当归、白芍、白术、金银花、茯苓、白芷、生黄芪、皂角刺、甘草、桔梗。

功 效：消肿溃坚，益气养血，托里生肌。

主 治：蕈样肉芽肿斑块期或肿瘤期。

处方来源：《医宗金鉴》。

方 歌：托里消毒补血气，八珍汤中减熟地。
　　　　银花白芷好黄芪，桔梗皂刺将刀替。

15 枇杷清肺饮

组 成：人参、枇杷叶、生甘草、黄连、桑白皮、黄柏。

功 效：清泄肺胃风热。

主 治：粉刺肺胃蕴热证，酒齄鼻肺胃热盛证。

处方来源：《医宗金鉴》。

方 歌：枇杷清肺枇杷柏，黄连桑皮参草裁。
　　　　枇杷清肺金鉴出，清宣肺热粉刺摘。

16 祛风地黄丸

组 成：生地黄、熟地黄、白蒺藜、川牛膝、知母、黄柏、枸杞子、菟丝子、独活。

功 效：滋阴益肾，祛风清热。

主 治：鹅掌风。

处方来源：《医宗金鉴》。
方 歌：祛风地黄生熟地，知母黄柏川牛膝。
　　　　枸杞子与菟丝子，独活再加白蒺藜。

17 消风散

组 成：荆芥、防风、当归、苦参、炒苍术、蝉蜕、胡麻仁、牛蒡子、知母、煅石膏、木通、甘草。
功 效：祛风除湿清热。
主 治：荨麻疹、玫瑰糠疹、脂溢性皮炎风湿热证。
处方来源：《医宗金鉴》。
方 歌：消风散内用荆防，蝉蜕胡麻苦参苍。
　　　　石知蒡通当归草，风疹湿疹服之康。

18 消风导赤汤

组 成：生地黄、赤茯苓、牛蒡子、白鲜皮、金银花、薄荷叶、木通、黄连、生甘草、灯心草。
处方来源：《医宗金鉴》。
功 效：清热除湿，祛风止痒。
主 治：奶癣胎火湿热证。

方　歌：消风导赤治奶癣，生地赤苓与白鲜。
　　　　银花薄荷木通草，灯心牛蒡加黄连。

19 海藻玉壶汤

组　成：海藻、昆布、半夏、陈皮、青皮、连翘、贝母、当归、川芎、独活、甘草节、海带。
功　效：化痰软坚，理气散结，滋阴泻火。
主　治：黄瘤病、杨梅疮痰瘀互结证。
处方来源：《医宗金鉴》。
方　歌：海藻玉壶带昆布，青陈二皮翘贝母。
　　　　独活甘草夏归芎，消瘿散结效或睹。

20 清热泻脾饮

组　成：栀子、生石膏、黄连、黄芩、生地黄、赤苓、灯心草。
功　效：清热利湿，泻火解毒。
主　治：手足口病湿热毒蕴证。
处方来源：《医宗金鉴》。
方　歌：清热泻脾饮，栀子石膏芩。
　　　　生地加黄连，赤苓与灯心。

21 清脾除湿饮

组 成：赤茯苓、白术、苍术、黄芩、生地黄、麦冬、栀子、泽泻、甘草、连翘、茵陈、枳壳、玄明粉、竹叶、灯心草。
功 效：清脾除湿。
主 治：天疱疮心火脾湿证。
处方来源：《医宗金鉴》。
方 歌：清脾除湿天疱疾，赤苓二术芩生地。
　　　　麦冬栀泻草连竹，茵枳玄心同作剂。

22 托里透脓汤

组 成：人参、白术、穿山甲、白芷、升麻、甘草、当归、生黄芪、皂角刺、青皮。
功 效：益气内托，透脓止痛。
主 治：痈疽以及一切肿毒脓成未溃者。
处方来源：《医宗金鉴》。
方 歌：托里透脓治痈疽，已成未溃服之宜。
　　　　参术甲芷升麻草，当归黄芪刺青皮。

23 升麻消毒饮

组　成：升麻、防风、牛蒡子、羌活、白芷、当归尾、赤芍、红花、金银花、连翘、生甘草。
功　效：清热解毒，活血消风。
主　治：多形红斑、湿疹、脓疱疮。
处方来源：《医宗金鉴》。
方　歌：升麻消毒用防风，牛蒡羌活白芷成。
　　　　归尾赤芍红花等，银翘甘草治云风。

24 凉血四物汤

组　成：生地黄、当归、川芎、赤芍、陈皮、红花、黄芩、赤茯苓、生甘草。
功　效：凉血清热，活血祛瘀。
主　治：痤疮、酒齄鼻。
处方来源：《医宗金鉴·外科心法要诀》。
方　歌：凉血四物汤，陈皮红花良。
　　　　黄芩赤苓草，痤疮日久强。

25 地黄饮子

组　成：生地黄、熟地黄、当归、玄参、牡丹皮、红花、白蒺藜、生甘草、僵蚕、何首乌。
功 效：养血滋阴，熄风止痒。
主 治：皮肤瘙痒症。
处方来源：《医宗金鉴·外科心法要诀》。
方 歌：地黄饮子生熟地，当归玄参与丹皮。
　　　　红花甘草首乌入，熄风僵蚕白蒺藜。

26 托里排脓汤

组 成：人参、白术、白芍、甘草、当归、黄芪、陈皮、茯苓、连翘、金银花、贝母、肉桂、桔梗、牛膝、白芷、生姜。
功 效：益气排脓，解毒内托。
主 治：痈疽以及一切肿毒，脓成已溃，脓出不畅，余毒未尽。
处方来源：《医宗金鉴》。
方 歌：托里排脓治溃疮，排脓消肿实称强。
　　　　归芍四君翘桂芷，银芪贝桔膝陈姜。

27 清热解毒汤

组 成：生地黄、黄连、金银花、薄荷叶、连翘、赤芍、木通、生甘草、灯心草。

功 效：清热解毒，凉血活血。
主 治：胎赤。胎中受热毒，生后遍体若丹涂。
处方来源：《医宗金鉴》。
方 歌：清热解毒地连草，银薄灯通翘赤芍。

28 秦艽丸

组 成：秦艽、苦参、大黄、黄芪、防风、漏芦、黄连、乌梢蛇。
功 效：散风止痒，清血解毒。
主 治：慢性湿疹、神经性皮炎、皮肤瘙痒症、狼疮。
处方来源：《医宗金鉴》。
方 歌：秦艽丸中黄连芪，苦参大黄防风齐。
　　　漏芦乌蛇炼蜜丸，散风止痒服之宜。

29 浮萍丸

组 成：紫背浮萍。
功 效：散风祛湿，清热解毒，调和气血。
主 治：脱发、皮肤瘙痒症、白癜风、荨麻疹。
处方来源：《医宗金鉴》。

30 祛风换肌丸

组 成：大胡麻、苍术、牛膝、石菖蒲、苦参、何首乌、天花粉、威灵仙、当归、川芎、甘草。
功 效：润肌止痒。
主 治：脂溢性皮炎。
处方来源：《医宗金鉴·外科心法要诀》。
方 歌：祛风换肌石菖蒲，牛膝苦参粉苍术。
　　　　首乌威灵大胡麻，归芎草用屑风除。

31 内消瘰疬丸

组 成：夏枯草、玄参、青盐、海藻、贝母、薄荷、天花粉、海粉、白蔹、连翘、熟大黄、生甘草、生地黄、桔梗、枳壳、当归、硝石。
功 效：软坚散结，清热解毒。
主 治：蕈样肉芽肿气虚毒聚证，蕈样肉芽肿斑块期或肿瘤期。
处方来源：《疡医大全》。
方 歌：内消青盐夏枯草，归玄桔黄壳海藻。
　　　　贝母薄荷花海粉，白蔹翘草生地硝。

32 化斑解毒汤

组 成：玄参、知母、石膏、人中黄、黄连、升麻、连翘、牛蒡子、甘草、淡竹叶。

功 效：清热解毒,凉血消斑。

主 治：漆疮热毒蕴肤证。

处方来源：《外科正宗》。

方 歌：化斑解毒汤,玄翘石膏蒡。
升连知母草,竹叶人中黄。

33 除湿胃苓汤

组 成：苍术、厚朴、陈皮、猪苓、泽泻、赤茯苓、白术、滑石、防风、栀子、木通、肉桂、甘草、灯心草。

功 效：清热除湿,健脾利水。

主 治：带状疱疹、湿疹、天疱疮脾虚湿蕴证。

处方来源：《外科正宗》。

方 歌：除湿胃苓用防术,栀石灯草与厚通。
平胃再加五苓散,桂枝换为肉桂从。

34 神授卫生汤

组 成：羌活、防风、白芷、穿山甲、沉香、红花、连翘、石决明、金银花、皂角刺、当归尾、甘草、天花粉、乳香、大黄。

功 效：清热解毒,活血止痛。

主 治：痈疽发背、脑疽对口、丹瘤瘰疬、恶毒疔疮、湿痰流注、婴儿杨梅疮。

处方来源：《外科正宗》。

方 歌：神授卫生表里剂,痈疽诸疮恶毒良。
行瘀活血兼消肿,表里疏通实剂方。
皂刺防风羌芷甲,连翘归尾乳沉香。
金银石决天花粉,甘草红花共大黄。

35 解毒泻心汤

组 成：荆芥、防风、牛蒡子、黄连、黄芩、栀子、知母、生石膏、木通、玄参、六一散。

功 效：散风清热,燥湿止痒。

主 治：疱疹样皮炎。

处方来源：《外科正宗》。

方 歌：解毒泻心火赤疮,芩连栀子与荆防。
知母木通生石膏,六一玄参同牛蒡。

36 蟾酥丸

组 成：乳香、枯矾、寒水石（煅）、铜绿、没药、胆矾、生蜗牛、雄黄、朱砂粉、麝香、蟾酥、轻粉。

功 效：清热解毒，消肿止痛。

主 治：疖、痈、淋巴管炎、蝎蜇、虫咬、轻度烫伤。

处方来源：《外科正宗》。

方 歌：蟾酥铜绿乳麝香，枯矾胆矾寒雄黄。
没药蜗牛轻朱粉，疖痈虫咬轻烫伤。

37 四物消风饮

组 成：生地黄、当归、赤芍、荆芥、薄荷、蝉蜕、柴胡、川芎、黄芩、生甘草。

功 效：滋阴养血，消风清热。

主 治：血虚内热，皮肤游风，瘾疹瘙痒。

处方来源：《外科证治全书》。

方 歌：四物消风饮，荆草蝉蜕兼。
黄芩生地归，赤薄柴川芎。

38 养血润肤饮

组 成：生地黄、熟地黄、当归、黄芪、天冬、麦冬、桃仁、红花、天花粉、黄芩、升麻。
功 效：养血润肤，滋阴生津。
主 治：血燥型银屑病以及慢性瘙痒性、角化性皮肤病。
处方来源：《外科证治全书》。
方 歌：养血润肤饮，桃红升麻芩。
　　　　黄芪瓜蒌根，二地二冬归。

39 四妙勇安汤

组 成：玄参、当归、金银花、甘草。
功 效：清热解毒，活血止痛。
主 治：冻疮寒瘀化热证。
处方来源：《验方新编》。
方 歌：四妙勇安，银草归玄。

40 仙方活命饮

组 成：穿山甲、白芷、天花粉、皂角刺、当归尾、甘草、赤芍、乳香、没药、防风、贝母、陈皮、金银花。
功 效：清热解毒，消肿溃坚，活血止痛。
主 治：阳证痈疡肿毒初起。
处方来源：《妇人良方集要》。
方 歌：仙方活命金银花，防芷归陈皂山甲。
　　　　贝母花粉及乳没，赤芍甘草酒煎佳。

41 当归饮子

组 成：当归、川芎、白芍、生地黄、防风、白蒺藜、荆芥、何首乌、黄芪、甘草。
功 效：养血润燥，祛风止痒。
主 治：湿疹、银屑病、荨麻疹血虚风燥证。
处方来源：《重订严氏济生方》。
方 歌：当归饮子疥癣久，血虚风燥痒无休。
　　　　归芎芍地何首草，荆防蒺入风自除。

42 当归四逆汤

组 成：当归、桂枝、芍药、细辛、通草、甘草、大枣。
功 效：养血温经。
主 治：冻疮、皮肌炎、雷诺病寒湿阻络证。

处方来源:《伤寒论》。
方 歌:当归四逆芍桂枝,细辛通草枣甘着。
　　　　血虚寒厥四末冷,养血温经此方饶。

43 茵陈蒿汤

组 成:茵陈、栀子、大黄。
功 效:清热利湿。
主 治:脂溢性皮炎、痤疮胃肠湿热证。
处方来源:《伤寒论》。
方 歌:茵陈蒿汤治阳黄,栀子大黄组成方。
　　　　湿热蕴结在肝胆,清热利湿退黄良。

44 阳和汤

组 成:麻黄、熟地黄、白芥子、炮姜炭、甘草、肉桂、鹿角胶。
功 效:温养补血,散寒通滞。
主 治:多形红斑、白塞病、皮肌炎阳虚血瘀证。
处方来源:《外科全生集》。
方 歌:阳和汤法治阴疽,贴骨流注鹤膝风。
　　　　熟地鹿胶桂姜炭,麻黄白芥甘草从。

45 清暑汤

组 成：连翘、天花粉、赤芍、甘草、滑石、车前子、金银花、泽泻、淡竹叶。
功 效：清暑利湿，解毒清热。
主 治：黄水疮、日晒疮暑湿热毒证。
处方来源：《外科全生集》。
方 歌：清暑滑石草银翘，粉泽车前竹赤芍。

46 犀黄丸

组 成：牛黄、麝香、没药、乳香。
功 效：解毒消痈，化瘀散结。
主 治：艾滋病气虚血瘀证，以卡波西肉瘤多见，或其他恶性肿瘤。
处方来源：《外科全生集》。
方 歌：犀黄牛黄，麝香没香。

47 醒消丸

组 成：炙乳香、炙没药、雄精、麝香、黄米。
功 效：活血解毒，消肿止痛。
主 治：痈、疽、肿毒、肿瘤。

处方来源：《外科全生集》。

方　歌：醒消消肿止痛方，乳没黄米雄麝香。

48 小金丹

组　成：白胶香、炙草乌、五灵脂、地龙、木鳖子肉、炙乳香、炙没药、当归、麝香、墨灰。

功　效：消痰软坚，活血止痛。

主　治：瘰疬、痰核、肿瘤等。

处方来源：《外科全生集》。

方　歌：小金丹治瘰疬核，白胶草乌归乳没。
　　　　灵脂地龙木鳖子，墨灰麝香肿瘤和。

49 防风通圣散

组　成：防风、荆芥、连翘、麻黄、薄荷、川芎、当归、白芍、白术、大黄、芒硝、石膏、黄芩、滑石、甘草、栀子、桔梗。

功　效：疏风解表，泻热通便。

主　治：肥疮湿毒证，瘾疹胃肠湿热证。

处方来源：《黄帝素问宣明方论》。

方　歌：防风通圣大黄硝，荆芥麻黄栀芍翘。
　　　　甘桔芎归膏滑石，薄荷芩术力偏饶。

表里交攻阳热盛，外疡疮毒总能消。

50 补阳还五汤

组 成：黄芪、当归尾、赤芍、地龙、川芎、红花、桃仁。

功 效：补气活血通络。

主 治：艾滋病气虚血瘀证，以卡波西肉瘤多见，或其他恶性肿瘤。

处方来源：《医林改错》。

方 歌：补阳还五赤芍芎，桃红归尾佐地龙。
四两黄芪为君药，补气活血经络通。

51 通窍活血汤

组 成：赤芍、川芎、桃仁、红花、老葱、大枣、麝香、鲜姜。

功 效：活血化瘀。

主 治：酒齄鼻血瘀凝滞证，油风气滞血瘀证，白驳风气血瘀滞证。

处方来源：《医林改错》。

方 歌：通窍全凭好麝香，桃仁红花大枣姜。
赤芍川芎葱酒下，表里通经第一方。

52 泻黄散

组　成：藿香叶、栀子、石膏、甘草、防风。
功　效：泻脾胃伏火。
主　治：手足口病邪犯肺脾证。
处方来源：《小儿药证直诀》。
方　歌：泻黄栀子防，石膏草藿香。

53 宣毒发表汤

组　成：升麻、葛根、枳壳、防风、荆芥、薄荷、连翘、木通、牛蒡子、淡竹叶、前胡、杏仁、桔梗、生甘草。
功　效：透疹解毒，宣肺止咳。
主　治：麻疹邪伤肺卫证。
处方来源：《痘疹仁端录》。
方　歌：宣毒发表升葛翘，杏桔荆防枳薄草。
　　　　前胡木通牛蒡竹，催疹现点此方饶。

54 神应养真丹

组　成：木瓜、天麻、当归、白芍、菟丝子、熟地黄、川芎。

功 效：养血祛风，补肾生发。
主 治：油风血热风燥证。
处方来源：《三因极一病证方论》。
方 歌：神应养真用四物，木瓜天麻菟丝入。

55 凉血地黄汤

组 成：生地黄、当归尾、地榆、槐角、黄连、天花粉、生甘草、升麻、赤芍、枳壳、黄芩、荆芥。
功 效：清热燥湿，凉血止血。
主 治：斑疹、紫癜热入营血证。
处方来源：《外科大成》。
方 歌：凉血地黄归尾芩，地榆槐角黄连寻。
　　　花粉升麻加赤芍，枳壳荆芥甘草擒。

56 萆薢化毒汤

组 成：萆薢、当归尾、牡丹皮、牛膝、防己、木瓜、薏苡仁、秦艽。
功 效：清热利湿。
主 治：臁疮湿毒下注证，湿热痹痛气血实者。
处方来源：《疡科心得集》。

方　歌：萆薢化毒归薏膝，防己木瓜芄丹皮。

57　萆薢渗湿汤

组　成：萆薢、薏苡仁、黄柏、赤茯苓、牡丹皮、泽泻、滑石、通草。

功　效：清热利湿。

主　治：丹毒、脚湿气、白疕湿毒蕴阻证。

处方来源：《疡科心得集》。

方　歌：萆薢渗湿用通草，泽泻滑石湿热导。
　　　　丹柏赤苓薏苡仁，下腿湿疹服之效。

58　萆薢分清饮

组　成：益智仁、川萆薢、石菖蒲、乌药。

功　效：温暖下元，分清化浊。

主　治：非淋菌性尿道炎湿热下注证。

处方来源：《丹溪心法》。

方　歌：萆薢分清石菖蒲，萆薢乌药益智俱。
　　　　或益茯苓盐水服，通心固肾浊精驱。

59 清瘟败毒饮

组 成：生石膏、生地黄、犀角、川黄连、栀子、桔梗、黄芩、知母、赤芍、玄参、连翘、竹叶、甘草、牡丹皮。

功 效：清热解毒，凉血泻火。

主 治：水痘、红皮病、天疱疮、红斑狼疮热毒炽盛证。

处方来源：《疫疹一得》。

方 歌：清瘟败毒地连芩，丹膏栀草竹叶寻。
犀角翘芍知玄桔，气血两燔服之清。

60 普济消毒饮

组 成：黄芩、黄连、陈皮、生甘草、玄参、连翘、板蓝根、马勃、牛蒡子、薄荷、僵蚕、升麻、柴胡、桔梗。

功 效：清热解毒，疏风散邪。

主 治：丹毒风热火毒证。

处方来源：《东垣试效方》。

方 歌：普济消毒蒡芩连，甘桔蓝根勃翘玄。
升柴陈薄僵蚕入，大头瘟毒服之痊。

61 顾步汤

组 成：黄芪、当归、牛膝、玄参、石斛、金银花、菊花、紫花地丁、蒲公英、生甘草。

功 效：行气活血，清热解毒。

主 治：脱疽（脉管炎）后期。

处方来源：《外科真诠》。

方 歌：顾步芪归玄，膝斛银菊添。
　　　　地丁公英草，脱疽脉管炎。

62 和营消肿汤

组 成：当归尾、赤芍、桃仁、红花、黑山栀、大贝母、天花粉、丝瓜络、木通、炮甲片、炙乳香、炙没药。

功 效：活血和营，消肿解毒。

主 治：一切痈肿。

处方来源：章氏经验方。

方 歌：和营消肿赤桃红，归尾山栀贝母通。
　　　　花粉甲片丝瓜络，乳没一切脓疡痈。

63 内消丸(原名虚痰丸)

组 成：炙山甲片、炙全蝎末、炙蜈蚣、斑蝥末。
功 效：消肿软坚。
主 治：痈、疽、无名肿毒。
处方来源：章氏经验方。
方 歌：虚痰山甲蚣,斑蝥与全虫。

64 追龙丸

组 成：斑蝥(炒干极细研末)。
功 效：内消肿核。
主 治：痰核、瘰瘤、阴疽、无名肿毒。
处方来源：章氏经验方。

65 头号虚痰丸

组 成：斑蝥末、炮甲片。
功 效：内消肿核。
主 治：痰核、阴疽、瘰瘤、无名肿毒。
处方来源：章氏经验方。

66 嵊峒丹

组 成：牛黄、麝香、梅花冰片、炙乳香、炙没药、大黄、参三七、儿茶、天竺黄、血竭、山羊血、月黄（用豆腐制过）。
功 效：活血祛瘀，消散肿毒。
主 治：痈、疽、流注、疔疮走黄。
处方来源：章氏经验方。
方 歌：嵊峒牛香梅乳没，七黄天儿血山月。

67 脱力丸

组 成：针砂（铁屑）适量、大枣肉（去核）。
功 效：补血。
主 治：肺痈（肺脓疡）、脱力黄病（钩虫病）。
处方来源：章氏经验方。

68 头号化毒丹

组 成：红升丹（红粉）、水银、大枣肉。
功 效：清化解毒。
主 治：小儿胎毒、婴儿湿疹。
处方来源：章氏经验方。

69 二号化毒丹

组　成：牛黄、轻粉。
功　效：清化解毒。
主　治：胎毒、婴儿湿疹、头面热毒、疖肿，大便干秘者。
处方来源：章氏经验方。

70 西黄化毒丹

组　成：牛黄、琥珀末。
功　效：清化解毒。
主　治：婴儿湿疹，大便不成形者。
处方来源：章氏经验方。

71 紫云风丸

组　成：何首乌、五加皮、僵蚕、苦参、当归、全蝎、牛蒡子、羌活、独活、白芷、细辛、生地黄、汉防己、黄连、白芍、蝉蜕、防风、荆芥、苍术。
功　效：疏风止痒，祛湿润燥。
主　治：神经性皮炎、慢性湿疹、银屑病、皮肤瘙痒症。

处方来源：《疡科选粹》。

方 歌：紫云风丸首乌归，五加蚕蝎苦参蜕。
辛芷牛蒡羌独活，生地防己黄连备。
白芍防风荆苍术，顽湿顽癣用之退。

72 小败毒膏

组 成：大黄、赤芍、黄柏、蒲公英、陈皮、白芷、天花粉、乳香、当归、金银花、木鳖子、甘草。

功 效：清热解毒，消肿止痛。

主 治：疮疖、肿毒。

处方来源：《寿世新编》。

方 歌：小败毒膏陈大黄，赤芍柏粉英乳香。
归草银芷木鳖子，清热解毒消肿方。

73 启脾丸

组 成：人参、白术、茯苓、莲子肉、泽泻。

功 效：和胃，健脾，止泻。

主 治：小儿丘疹性荨麻疹、慢性湿疹、异位性皮炎，证属脾虚湿盛者。

处方来源：《寿世保元》。

方 歌：启脾参术苓，莲子泽泻行。

74 化毒丸

组 成：桔梗、生地黄、赤芍、牛蒡子、玄参、连翘、甘草、青黛、芒硝、黄连、犀角粉。

功 效：清热化毒。

主 治：小儿皮肤感染性疾患，如脓疱病、小儿多发性粟粒性脓肿、婴儿湿疹、丘疹性荨麻疹伴有感染者。

处方来源：《寿世保元》。

方 歌：化毒桔玄翘赤芍，生地牛蒡青黛草。
小儿感染皮肤患，芒硝黄连兑犀角。

75 小儿香桔丹

组 成：茯苓、苍术、陈皮、香附、山药、法半夏、白扁豆、炒薏苡仁、莲子肉、枳实、姜厚朴、焦山楂、焦麦芽、焦神曲、砂仁、泽泻、甘草、木香。

功 效：调理脾胃，消食止泻。

主 治：小儿湿疹、荨麻疹、丘疹性荨麻疹、单纯疱疹等的辅助治疗。

处方来源：《景岳全书》。
方 歌：小儿香桔苓夏陈，苍附山药扁薏仁。
　　　　　莲子三仙枳泽泻，厚朴甘草木砂仁。

76 人参健脾丸

组 成：人参、砂仁、枳壳、甘草、山药、木香、薏苡仁、山楂、白术、谷芽、白扁豆、芡实、莲子肉、陈皮、青皮、当归、六神曲。
功 效：健脾，和胃，止呕。
主 治：皮肤病久病或重病后出现脾胃虚弱之证者，如硬皮病、皮肌炎；角化性肥厚性皮肤病。
处方来源：《景岳全书》。
方 歌：人参健脾青陈皮，山药扁芡砂壳薏。
　　　　　谷芽术草香莲子，山楂当归六神曲。

77 至宝锭

组 成：牛黄、胆南星、朱砂、茯苓、紫苏叶、陈皮。
功 效：清热导滞，祛风化痰。
主 治：小儿丘疹性荨麻疹、慢性湿疹等疾病的辅助治疗。
处方来源：《婴童百问》。

方 歌：至宝锭中胆南星，牛黄朱砂苏陈苓。

78 连翘败毒丸

组 成：连翘、防风、白芷、黄连、苦参、薄荷、当归、荆芥穗、天花粉、甘草、黄芩、赤芍、柴胡、羌活、麻黄、黄柏、紫花地丁、大黄、金银花。

功 效：清热解毒，散风消肿。

主 治：皮肤感染性疾患，如毛囊炎、汗腺炎、疖、脓疱病、丹毒以及足癣继发感染。

处方来源：《六科准绳》。

方 歌：连翘败毒用四黄，银翘芷归粉羌防。
　　　　苦参芥穗赤芍草，柴胡地丁薄麻黄。

79 牛黄解毒丸

组 成：黄连、黄柏、黄芩、大黄、菊花、桔梗、生石膏、蚕砂、旋覆花、栀子、金银花、连翘、蔓荆子、防风、白芷、甘草、川芎、薄荷、荆芥穗、牛黄、冰片、朱砂粉、雄黄粉。

功 效：清热解毒，散风止痛。

主 治：感染性皮肤病，亦可用于荨麻疹、丘疹性荨麻疹、虫咬皮炎的辅助治疗。

处方来源：《六科准绳》。

方　歌：牛黄解毒连柏芩，大黄膏桔菊蚕银。
　　　　　旋覆栀蔓翘防芷，芎草薄荷芥穗寻。
　　　　　牛黄雄黄冰朱砂，感染虫咬与丘荨。

80 牛黄清心丸

组　成：当归、川芎、甘草、黄芩、杭白芍、麦冬、白术、六神曲、蒲黄、胶枣肉、生阿胶、茯苓、人参、防风、干姜、柴胡、肉桂、白蔹、桔梗、大豆黄卷、苦杏仁、牛黄、麝香、犀角、冰片、朱砂、雄黄、羚羊角粉。

功　效：镇惊安神，化痰熄风。

主　治：毒热炽盛、热扰营血所致急、重症皮肤病。

处方来源：《太平惠民和剂局方》。

方　歌：江干姜东麦冬少白芍主白术怜白蔹娇阿胶杏苦杏仁，
　　　　　早胶枣肉风防风卷大豆黄卷陵羚羊角粉又肉桂袭犀角香麝香。

　　　　　当当归窗川芎抚茯苓芩黄芩谱蒲黄深人参曲六神曲，
　　　　　冰冰片珠朱砂结桔梗玉草甘草才柴胡黄雄黄、牛黄。

81 人参养荣丸

组　成：人参、肉桂、五味子、白芍、黄芪、白术、茯苓、当归、熟地黄、橘皮、甘草、远志。
功　效：补中益气，调和营卫。
主　治：斑秃、系统性红斑狼疮缓解期；皮肤病久病或重病后气血两亏者。
处方来源：《太平惠民和剂局方》。
方　歌：双补气血八珍汤，四君四物益枣姜。
　　　　再加黄芪与肉桂，十全大补效更强。
　　　　更加橘味志去芎，养荣补心安神良。

82 六神丸

组　成：牛黄、麝香、雄黄、珍珠、蟾酥、冰片。
功　效：清热解毒，消肿止痛。
主　治：疔病、毛囊炎、咽炎、扁桃腺炎以及一切无名肿毒。
处方来源：《雷氏方》。
方　歌：六神雄牛黄，蟾酥冰珍香。

83 乌鸡白凤丸

组 成：人参、鹿角胶、白芍、牡蛎、当归、甘草、鹿角霜、鳖甲、香附、丹参、天冬、桑螵蛸、熟地黄、乌鸡、川芎、生地黄、炙黄芪、炒芡实、银柴胡、山药。

功 效：补气养血，调经止带。

主 治：系统性红斑狼疮、皮肌炎等有肝脏损害或经血失调者。

处方来源：《证治准绳》。

方 歌：乌鸡白凤四物汤，参牡芪附鹿胶霜。
香附丹参天冬芡，鳖甲生地银柴襄。
桑螵山药加甘草，补气养血效力彰。

84 独活寄生汤

组 成：独活、寄生、杜仲、牛膝、细辛、秦艽、茯苓、桂心、防风、川芎、人参、甘草、当归、芍药、干地黄。

功 效：补益肝肾，益气活血，祛风除湿。

主 治：皮肌炎、硬皮病寒瘀痹阻证。

处方来源：《备急千金要方》。

方 歌：独活寄生艽防辛，芎归地芍桂苓均。

杜仲牛膝人参草，风湿顽痹屈能伸。

85 犀角地黄汤

组　成：犀角、生地黄、牡丹皮、芍药。
功　效：清热解毒，凉血散瘀。
主　治：银屑病血热证。
处方来源：《备急千金要方》。
方　歌：犀角地黄芍药丹，热伤血络吐衄斑。
　　　　蓄血发狂舌质绛，凉血散瘀病可痊。

86 定坤丹

组　成：鹿茸、西洋参、当归、延胡索、砂仁、阿胶、琥珀。
功　效：补气养血，解郁调经。
主　治：结缔组织病后期及某些慢性皮肤病。
处方来源：《竹林女科证治》。
方　歌：定坤鹿茸琥，西洋归延胡。
　　　　补气调经血，砂仁阿胶入。